科学生活与心脑健康

KE XUE SHENG HUO YU XIN NAO JIAN KANG

高春华 蒋从清 张振建 主编

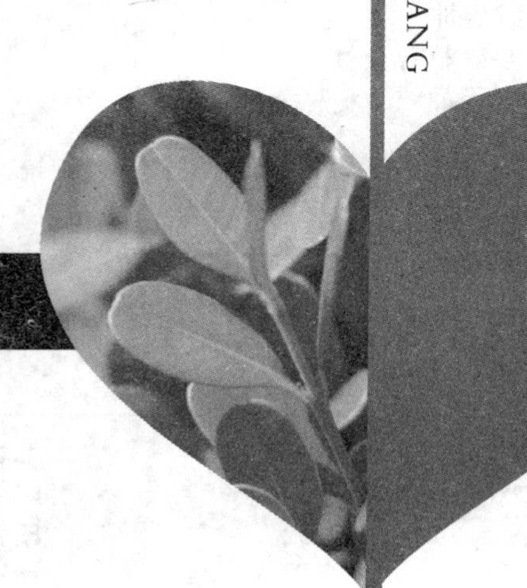

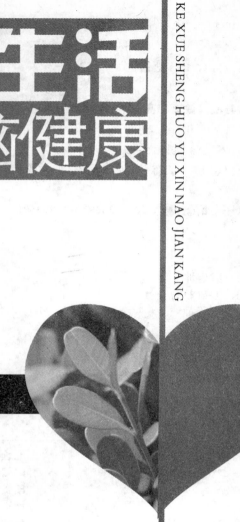

长江出版传媒
湖北人民出版社

图书在版编目(CIP)数据

科学生活与心脑健康 / 高春华、蒋从清、张振建 主编.
武汉：湖北人民出版社，2009.3
ISBN 978－7－216－05913－8
Ⅰ. 科… Ⅱ ①高… ②蒋…③张… Ⅲ. 心脏血管疾病—基本知识
Ⅳ. R54
中国版本图书馆CIP数据核字(2009)第017935号

出 品 人：袁定坤
责任部门：基础教育分社
责任编辑：刘天闻
封面设计：张 弦
责任校对：万山红
责任印制：杜义平
法律顾问：王在刚

出版发行:湖北人民出版社　　**地址**:武汉市雄楚大道268号
印刷:随州市双龙印务有限公司　　**邮编**:430070
开本:880毫米×1230毫米1/32　　**印张**:7.125
字数:180千字　　**插页**:2
版次:2009年3月第1版　　**印次**:2014年3月第2次印刷
书号:ISBN 978－7－216－05913－8　　**定价**:26.00元

本社网址：http://www.hbpp.com.cn
本社旗舰店：http://hbrmcbs.tmall.com.
读者服务部电话：027-87679656
投诉举报电话：027-87679757

科学生活与心脑健康

主　编　高春华（华中科技大学同济医学院附属同济医院）
　　　　蒋从清（湖北省随州市中心医院）
　　　　张振建（湖北省随州市中心医院）

副主编　蒋　昊（中国人民解放军三〇七医院）
　　　　吴高章（湖北省随州市中心医院）
　　　　乔向亮（湖北省随州市中心医院）
　　　　曾庆岳（湖北省随州市中心医院）

编　委　操传斌（湖北省随州市中心医院）
　　　　姚　维（湖北省随州市中心医院）
　　　　钱　进（湖北省随州市中心医院）
　　　　程晓玲（湖北省随州市中心医院）

序

这不是一本普通的教科书，这是一本每个人都能从中受益的健康百科书，虽不能说是字字珠玑，但读来却是句句良言。

《科学生活与心脑健康》的编者来自“神农尝百草”的医药故里随州，这让我平添了一分亲切和阅读的兴趣。

在这个以人为本的时代里，健康本是人生第一财富，社会第一资源，国民第一素质。健康又是社会最大的节约、最大的和谐，然而这些浅显的道理却常常受到人们的忽视，结果慢性病特别是心脑血管疾病不断增多，成为当之无愧的“健康第一杀手”！发病年龄日趋年轻，健康成本居高不下，疾病负担成为社会的热点和焦点。尽管人人都渴望自然生命——无病无痛，快乐轻松，平安百岁，无疾而终，都不希望提前死亡——中年得病，肉体痛苦，精神折磨，身心煎熬，人财两空。然而大部分人都不能尽享天年，根本的原因在于“知、信、行”即“闻道、悟道、行道”的落差，知道做不到，想做没去做等。研究表明：95％的人知道吸烟有害，但愿戒烟者仅50％，而真正戒烟成功者不足5％，这便是人性的弱点。

怎么办？

湖北省随州市中心医院蒋从清等多位心脑血管专家，为了传

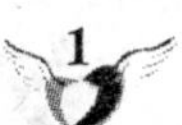

承与弘扬神农医药文化，在繁忙的工作之余，编写了《科学生活与心脑健康》一书，用自己在长期临床工作实践中积累的经验，向人们传播健康的理念、科学的生活方式以及心脑血管疾病的防治方法，体现出了他们的责任心。你只要信手拿起它，翻过读过几页，你就会从中获益。

本书立意自然高远，文笔生动活泼，内容真实可信，写法有疏有密，是一本可读性、趣味性、操作性很强的好书。在健康书籍多如牛毛的今天，本书可称得上是一本难得的精品。

一本好书，给你送去一个新的理念，让那些终日奔波在社会各个角落的人们，重新校正自己的生活，让你的人生从此与众不同。

相信本书会成为广大读者的良师益友，并衷心希望《科学生活与心脑健康》能给大家带来真正健康的福音。

殷大奎

中国健康教育协会会长

中国医师协会会长

中国卫生部原常务副部长

2012年11月18日

前言

在以人为本、构建和谐社会的今天，健康日益成为引起人们关注的问题。正如人们常说的健康是1，事业、成就、幸福等等都是0，三者相加为100。1不存在，一切为0。改革开放以来，我国人民的生活水平有了极大提高，在人们解决了温饱之后，伴随而来的不良生活方式如吸烟、缺乏运动、紧张和过度饮食，相关的慢性疾病，尤其是心脑血管疾病、肿瘤等已成为长期危害人类健康、危及生命的第一杀手。

世界卫生组织（World Health Organization，WHO）2000年报告，全世界1750万人死于以心肌梗死和脑卒中为主要表现的心血管疾病，这意味着全球致死亡的所有原因（包括战争、自然灾害、飞机失事、交通事故、癌症、感染性疾病、慢性肺部疾患等）中，3个里就有1个是由心血管疾病引起的。到2020年，该数字将剧增至2500万。这一巨大死亡数字的80%发生在包括中国和印度在内的发展中国家。欧洲74岁以下人口中，40%死于心血管疾病。我国1998年有260万人死于心脑血管疾病，每12秒就有一个中国人被脑卒中或心肌梗死夺去生命。1984—1999年15年间，北京市35～44岁男性（白领、骨干、精英——白骨精）心肌梗死的死亡率增加156%。近年来众多名人及领导的英年早逝只是众多悲剧中引起人们关注的案例。

半数以上的急性心肌梗死无先兆，突然起病，致残或致命。急性心肌梗死发病早期死亡中的半数死于到达医院之前。大多数急性心肌梗死患者到达医院的时间过晚，心肌已发生大面积坏死，即使用高成本的介入或搭桥手术挽救生命，效果也大打折扣。基于这一发病特点，我们怎么强调预防——防患于未然，也不过分。

很多人并不死于无钱，而死于无知，缺乏预防意识，缺乏对健康的忧患意识，这在“白骨精”中尤为突出。他们白天忙工作，晚上忙应酬，很少把自己的健康放在心上。意识不到自己是心血管疾病的高危人群，甚至幻想患病后再亡羊补牢。实际上，一旦发病，就会一发而不可收拾，第一次出现症状可能就是心脏猝死。因此，心血管健康一定要强调预防，主动维护，而不是大病一场，再对心血管系统实施“大修”。

心血管疾病可防、可控、可救。2004 年有中国参与、有 7000 多名中国人作为研究对象的世界 52 个国家的合作研究显示，9 项因素可预测 90％的心肌梗死，10 个心肌梗死 9 个可预测，这 9 个因素是血脂异常、吸烟、糖尿病、腹型肥胖、高血压、缺乏运动、饮食缺乏蔬菜和水果、紧张（8 个危险因素）和以健康为目的的长期少量饮酒（1 个保护因素）。同样根据这一研究结果，只要认真控制危险因素，例如戒烟、控制血脂异常（降血胆固醇，尤其是低密度脂蛋白胆固醇达标）、降血压达标，6 个心肌梗死中 5 个可预防。今天，中国人 65 岁以前不患心肌梗死已不再是梦想。美国经过 30 年努力，人均寿命延长 6 年，其中的近 2/3 归因于心血管疾病的危险因素控制，包括戒烟、运动、饮食、控制高血压、血脂异常。

不健康的生活方式导致多种与心血管疾病相关的危险因素，大多数危险因素（高血压、血脂异常、糖尿病、肥胖）为“隐形杀手”，平时无明显症状，在不知不觉中残害人们的健康，历经短则几年，长则十几年，甚至数十年的“沉默”，毫无症状、先兆，以突然发病的形式结束病程，甚至结束生命。要防患于未然，应从根源治理，从青少年抓起，认真改变不良生活习惯，综合控制多种危险因素。吸烟是万恶之源，不仅危害心血管，也是引起呼吸系统疾患和多种癌症的“罪犯”。吸烟害己更害人。在公共场合吸烟是缺乏公共道德的表现。吸烟不是“嗜好”，是WHO正式认定的疾病。一胖百病生。腹型肥胖，我国男性腰围超过90厘米，女性腰围超过80厘米，明显增加高血压、糖尿病、血脂异常和心血管疾病的危险。

我们呼吁“不吸烟，管好嘴，迈开腿”，饭吃八成饱，日行万步路，在浮躁、急功近利的社会转型期，保持好心态、好心情，才会有健康的身体。

在已患有高血压、高血糖、高血脂，甚至已患过脑卒中或心肌梗死的患者，除认真改变生活方式之外，应在医生指导下坚持使用有临床试验证据，证明安全、有效，具有预防作用和改善患者预后（降低总死亡率，减少心肌梗死或脑卒中的初发或复发，提高生活质量，成本—效益比率合理）的药物，例如降血压药物、他汀类降胆固醇药物、阿司匹林等预防血栓药物、血管紧张素转换酶抑制剂、血管紧张素受体拮抗剂和β受体阻滞断剂等。预防心血管疾病要重证据（而不是看广告），循证科学用药，把有限的卫生资源真正用在刀刃上。

诚如此，我们感到一位医生的责任。“坐堂医生”在大医院里等患者得了大病，用现代高成本技术拯救只是大健康、大卫生中的很小一部分。我们应满腔热情投入到健康教育和健康促进的洪流中去，为实现健康中国、健康社区的宏伟目标奋斗不止。把防治心脑血管疾病的现代科学知识，转化为广大老百姓听得懂、记

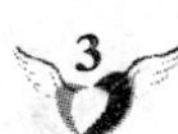

得住和用得上的语言传播到千家万户。把心血管疾病的预防讲到位，做到位，是解决老百姓看病难和看病贵的最有效措施。

撰写《科学生活与心脑健康》的科普读物，一是要让大家重视健康，强化全民健康意识，对自己的健康要关心、上心和用心；二是健康要从预防心血管疾病做起；三是健康是指身心的全面健康。

由于编者的水平所限，书中难免存在诸多有待改进之处，请大家指正。

高春华　蒋从清　张振建

2013 年 11 月 18 日

目录

第一章　转变理念，重视心脑血管疾病的预防

一、吸烟与心脑血管疾病　/2

二、综合防治多种代谢性危险因素　/2

三、改变不健康生活方式　/4

四、“双心”医学——心血管病的心理问题　/4

五、组建预防心血管疾病的广泛联盟　/5

第二章　动脉粥样硬化是心脑血管疾病的根本原因

第一节　动脉粥样硬化的巨大危害　/7

一、动脉粥样硬化是人类的第一杀手　/7

二、动脉粥样硬化是一种全身性疾病　/8

三、动脉粥样硬化是一个全球性疾病　/8

四、动脉粥样硬化是多种危险因素相关性疾病　/9

五、10 个心肌梗死 9 个可预测　6 个心肌梗死 5 个可预防　/10

六、动脉粥样硬化是全身性疾病——不要忘了腿　/11

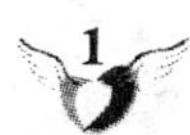

第二节　预防动脉粥样硬化的两个“法宝”
——改变生活方式　循证科学用药　/13
一、降血压药物有哪几种　/15
二、降血压药物的用药原则　/16
三、他汀降胆固醇——人类征服冠心病第一线曙光　/17
四、抗血栓防血栓药物——无血栓，则无事件　/18
五、治疗糖尿病药物有哪些　/18
六、患者不能进食，还要口服降糖药吗　/20
七、胰岛素治疗糖尿病的好处　/20
第三节　代谢综合征——动脉粥样硬化预防的新靶点　/21

第三章　心脏病防治

第一节　冠心病　/24
一、什么是冠心病　/24
二、为什么会得冠心病　/26
三、冠心病的早防早治　/27
四、冠心病患者的运动及饮食　/33
五、冠心病患者的生活禁忌　/37
第二节　心房颤动　/39
一、老年人的“流行病”——心房颤动　/39
二、正视房颤，正规治疗　/40
三、心房颤动治疗两手抓，减慢心室率和预防血栓栓塞　/41
四、得了“心房颤动”别忘防脑卒中　/42
五、究竟哪些患者需要阿司匹林，而什么样的患者
需要华法林　/44
六、老年人口服抗凝药物安全吗　/45

七、房颤没心慌也要吃药 /46
第三节 心脏病的其他问题 /48
一、健康课堂不应该仅仅是老年课堂 /48
二、动脉粥样硬化——发病在中老年，起病在青少年 /49
三、拒绝“垃圾食品”，限制电脑和电视 /49
四、潜在定时炸弹——高血压和高血脂 /50
五、儿童代谢综合征的流行趋势 /51
六、儿童代谢综合征的危害 /51
七、“胖墩小皇帝”难成“栋梁材” /52
八、世界心脏日——又一个儿童的节日 /53
九、世界儿童心血管疾病初级预防指南——新的挑战 /53
十、“心病”——抑郁症 /54
第四节 心脏病的康复 /62
一、心脏康复 /62
二、心脏康复锻炼的目的 /63
三、心脏康复锻炼的主要内容 /63
四、心脏康复训练的四个阶段划分 /63
五、急性心肌梗死患者的康复锻炼 /65
六、心功能不全患者的心脏康复锻炼 /66
七、心脏术后的心脏康复锻炼 /68
第四章 脑血管病的防治
第一节 脑血管病基本知识 /70
一、究竟什么是脑血管病 /70
二、脑血管病的发病和流行情况如何 /71
三、脑血管病有哪些信号 /72

四、脑血管病有哪“两门六族”　/72
五、小卒中是个大问题　/73
六、何谓腔隙性脑梗死　/74
七、腔隙性脑梗死会出现哪些症状　/75
八、哪些检查可以明确腔隙性脑梗死　/75
九、腔隙性脑梗死需要治疗吗　/76
十、何谓无症状性脑梗死　/76
十一、有些脑梗死为何会无症状　/77
十二、无症状性卒中患者人数众多　/77
十三、小卒中多为一过性病状　/78
十四、无症状性卒中有以下危害　/79
十五、出现小卒中怎么办　/79
第二节　脑血管病治疗的基本知识　/80
一、治疗缺血性脑血管病的药物有哪些　/80
二、为什么高血压性脑出血要慎用降压药　/81
三、急性脑血管病为什么不宜急于降压　/82
四、脑血管病后为何要慎用血管扩张剂　/83
五、急降血压为何会导致脑血管病　/84
六、脑血管病急性期为何应慎用高渗糖　/84
七、为何治疗脑出血要及早降“两压”　/85
八、脑出血患者不宜自服止血药的理由是什么　/86
九、如何分阶段治疗缺血性脑血管病　/87
十、脑梗死患者为何要慎选降压药　/88
十一、哪些措施可预防脑血管病　/89
十二、防脑血管病有哪“三戒”　/90
十三、治疗脑血管病的有效方法有哪“四种”　/91

十四、治疗缺血性脑血管病的关键是什么（分期与治疗） /91
第三节　脑血管病的康复　/93
一、治疗脑血管病应药物与康复并举吗　/93
二、脑血管病三级康复体系　/94
三、脑卒中的康复原则　/95
四、运动功能的康复　/96
五、感觉障碍的康复　/97
六、吞咽障碍的康复　/98
七、废用综合征　/98
八、肩关节半脱位　/99
九、肩手综合征　/99
十、康复建议　/100
第四节　脑血管病的院前急救及急诊处理　/100
一、减少脑卒中死亡率、致残率的关键措施　/100
二、脑卒中的识别　/101
三、脑卒中患者的运送　/101
四、现场及救护车上的处理和急救　/102
五、救治脑血管病时间就是生命吗　/102
六、脑梗死患者溶栓治疗的效果神奇吗　/104
第五节　脑血管病预防　/105
一、什么是脑血管病的一级预防　/105
二、脑血管病危害性，你知道多少　/105
三、脑血管病的一级预防的办法有哪些　/106
四、改变不健康的生活方式有哪些办法　/106
五、高血压的危害性有多大　/107

六、什么是脑血管病的三级预防 /107
七、脑血管病二级预防的措施有哪些 /109
八、如何预防脑出血的发生 /111
九、脑血管病患者服用阿司匹林最佳剂量是多少 /112
十、阿司匹林需要服用多长时间 /113
十一、为什么说保持血压平衡是预防脑血管病最重要的手段之一 /113
十二、为什么说降压平缓才能预防脑血管病 /114
十三、为什么脑血管病患者要长期规律平稳降压 /114
十四、为何脑血管病患者服用降压药不能突然停药 /115
十五、心脑血管病患者冬日晨练易出危险 /116
十六、冬日保健要注意什么 /116
十七、脑血管病恢复期的用药有哪“四项原则” /117
十八、脑血管病恢复期用药存在“一短三乱”吗 /119
十九、对脑血管病认识的误区知多少 /120

第五章 心脑血管疾病的五条防线

第一节 第一条防线：——致残致命在中老年，起病在18岁以前 /125
第二节 第二条防线——防发病，一级预防 /126
一、在防发病一级预防上，我们再也不能等闲视之 /127
二、社区医生比大医院的医生可能更适合你 /127
三、生老病死非天定，健康握在你手中 /128
四、一人戒烟，全家受益 /130
五、吸烟是人类的重量级杀手，使本不发病的发病，使晚发病的早发病 /131

六、戒烟是一门科学 /133

七、老烟枪怎么办 /134

八、糖尿病与心血管疾病紧密联系 /135

九、什么是糖尿病 /136

十、糖尿病有哪些类型 /137

十一、有了糖尿病应该如何做 /138

十二、饮食治疗在糖尿病治疗中最困难，但也最重要 /140

十三、你了解你的血压吗 /141

十四、高血压是隐形杀手 /143

十五、有了高血压病，你该如何做 /144

十六、干预血脂异常非常重要 /146

十七、血脂到底是什么，为什么这么重要 /147

十八、血脂化验单上的数据有什么含义 /148

十九、血脂多高算是异常 /149

二十、更低更好——高危患者的强化降脂策略 /152

二十一、什么药物可升高 HDL-C /154

二十二、什么药物可降低甘油三酯 /154

二十三、血脂异常有这么多不同情况，首先降什么，首选什么药物 /154

二十四、糖尿病或代谢综合征患者也首选他汀降 HDL-C 吗 /155

二十五、一级预防最基本的措施是改变不健康的生活方式 /155

第三节 第三条防线——防事件 /158

一、心肌梗死、猝死和心绞痛 /158

二、脑卒中 /158

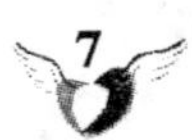

三、心肌梗死和心绞痛原因 /159
四、软斑块的危害 /160
五、稳定软斑块的治疗 /160
六、他汀类药物的六大功能及在心血管疾病治疗中的地位 /160
七、使用他汀类药物过程中应注意的问题 /161
八、稳定软斑块药物治疗的疗程 /162
九、无血栓，无事件 /162
十、血栓的形成 /162
十一、阿司匹林功不可没 /163
十二、服用阿司匹林需要注意的问题 /164
第四节 第四条防线——防后果 /164
一、感知胸痛 /164
二、典型的心绞痛疼痛部位 /165
三、典型的心绞痛疼痛性质 /165
四、典型的心绞痛疼痛诱发因素 /165
五、典型的心绞痛疼痛持续时间 /166
六、典型的心绞痛缓解方式 /166
七、胸痛（心绞痛）的种类 /166
八、心肌梗死引发的胸痛 /168
九、有胸痛去医院 /168
十、胸痛不都是心绞痛或心肌梗死 /169
十一、命系 1 小时 /170
十二、时间就是心肌，时间就是生命 /171
十三、心肌梗死的溶栓和 PCI 治疗 /171
十四、溶栓治疗途径 /172

十五、影响溶栓治疗效果的因素 /172

十六、溶栓治疗的适应证 /172

十七、溶栓治疗的禁忌证 /173

十八、溶栓药物的选择 /173

十九、PCI 的含义 /173

二十、PCI 成功率 /174

二十一、PCI 术后再狭窄 /174

二十二、PCI 术并发症 /175

二十三、PCI 的局限性 /175

二十四、绿色通道——生命之门 /175

第五节 第五条防线——防复发 /175

一、防止疾病的再次发生 /175

二、阿司匹林在防止疾病再发中的作用 /176

三、不能服用阿司匹林患者的药物选择 /177

四、ACEI 在防止疾病再发中的作用 /177

五、ACEI 不良反应 /178

六、广泛使用 ACEI /178

七、β-受体阻滞剂在防止疾病再发中的作用 /178

八、β-受体阻滞剂对心力衰竭的防治 /178

九、β-受体阻滞剂的禁忌证 /179

十、服用 β-受体阻滞剂的注意问题 /179

十一、β-受体阻滞剂疗程 /179

十二、β-受体阻滞剂种类的选择 /179

十三、预防疾病再发的全方位治疗 /180

十四、医生的重要作用 /180

十五、患者需要注意的问题 /181

十六、关注自己的健康　/182
十七、我们一定会拥有健康　/182

第六章　有氧运动与心脑健康

一、有氧运动创始人库珀博士的故事　/184
二、有氧运动之七大益处　/185
三、走出似是而非的运动误区　/187
四、有氧运动成功的秘诀　/189
五、有氧运动四步走　/191
六、有氧运动与高血压　/195
七、有氧运动帮你实现精神放松　/197
八、有氧运动对家庭的影响　/203
九、健康使工作充满乐趣　/206
十、日行万步路　健康自然来　/209

第一章

转变理念，重视心脑血管疾病的预防

根据世界卫生组织的报告，每年全球因冠心病和脑卒中死亡的人数为1750万，在每3个死亡的人中就有1人死于心脑血管疾病，居死因的首位。预计到2020年，这一数字将增加到2500万，其中的1900万将发生在发展中国家。在我国，冠心病和脑卒中同样是居于首位的致死和致残原因，1998年统计显示约有260万人死于心脑血管疾病，平均每12秒就有1人因此死亡。随着人口老龄化的加剧，我国心脑血管疾病的发病率较20世纪50年代上升4倍，且呈现年轻化趋势。

心脑血管疾病是一种可防可控性疾病，然而目前对心脑血管疾病的治疗存在“重治轻防，重技术轻模式，重躯体轻心理”的现象。可喜的是，这种局面在我国正在逐渐得到改善，我国心脑血管医生开始重视危险因素、重视预防和重视慢性病管理模式探索的观念和实践。多项临床试验揭示出我国人群与心脑血管疾病相关的主要危险因素是：吸烟、高血压、血脂异常、糖尿病、心理社会因素、不健康饮食和缺乏体育锻炼。通过改变生活方式和恰当的药物治疗，如戒烟、健康饮食和加强锻炼可以使心脑血管疾病的发病危险降低80%。如果等到患者出现症状或事件再去干预，用技术对决病变是失败的策略，将是一场无法取胜的“战争”，心脑血管疾病防治必须强调预防第一，早期预防势在必行。

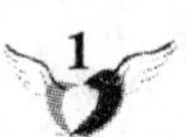

目前我国对代谢性危险因素的重视程度较高，对于非代谢危险因素包括吸烟、心理社会因素、不健康生活方式重视程度不够，导致心脑血管疾病发病年龄提前。因此我们在加强代谢性危险因素控制的同时，要加强非代谢性危险因素的控制。

一、吸烟与心脑血管疾病

烟草是各种慢性疾病最重要的致病因素，原则上也是唯一能够完全控制的致病因素。2004 年中国城乡居民健康营养调查表明，我国有烟民 3.5 亿，被动吸烟人群达 5.4 亿，每年约有 100 万人死于吸烟相关疾病，冠心病是我国吸烟致死的前三位疾病之一。烟草烟雾中的一氧化碳、一氧化氮、气相自由基等物质损害血管内皮功能，增加血液黏稠度，促进血栓形成，增加氧化应激和炎症反应，诱发或加剧心脑血管疾病。冠心病、脑血管疾病、心脏性猝死、外周动脉疾病和主动脉瘤都与吸烟有相关关系。戒烟不仅可使冠心病的发病率下降，也可减少很多疾病的发病率和病死率，包括卒中、外周血管性疾病、急性心肌梗死、猝死和各种癌症等。同时，戒烟也是改善心脑血管疾病远期预后最经济有效的措施，如戒烟可使冠心病远期死亡率下降 36%，所需费用仅为 2000～6000 美元，而相比之下，他汀类药物、β-受体阻滞剂和阿司匹林使心脑血管疾病远期死亡率下降 29%、23%和 23%，所需费用降血压治疗为 9000～26000 美元，降血脂治疗为 50000～196000 美元。

二、综合防治多种代谢性危险因素

1. 控制血压达标

50 年来预防心血管疾病最重要的成就和证据之一是降压达标。与安慰剂或不治疗相比，即使使用传统降压药物，只要收缩压下降 10～20 毫米汞柱或舒张压下降 5～6 毫米汞柱，就可使脑卒中减少 40%，心肌梗死减少 16%，心力衰竭减少 50%，难治性高血压减少 94%，而且不增加癌症和其他非心血管疾病死亡原因。但是如何解决心肌梗死预防中未达到的另一半？研究证实，降压联合应用他汀类治疗，可使脑卒中进一步降低 27%，冠心病减少 36%，使心肌梗死、猝死复发减少 33%。在中高危高血压患者，降压药物联合降胆固醇将成为高血压治疗的新策略。

血压控制达标已经成为降压治疗策略的核心。目前我国高血压患者有 1.6 亿，高血压人群的血压控制率还相当低，据 2002 年的调查资料，无论北方或南方，无论城市或农村，血压控制率均低于 10%。影响血压控制达标的因素很多，坚持长期治疗是影响血压控制达标的一个重要因素。采用固定剂量复方降压制剂，有助于提高患者的依从性，较快实现降压效果，提高控制率，减少不良反应，从而有利于控制心脑血管风险。

2. **规范降脂治疗**

血清胆固醇或低密度脂蛋白升高是冠心病最重要的独立危险因素之一。从 20 世纪 60 年代开始，全世界范围进行的许多有关降低胆固醇防治冠心病的研究结果表明，血浆胆固醇降低 1%，冠心病事件发生危险降低 2%，目前我国成人血脂异常现患率为 18.6%，估计全国血脂异常现患人数达 1.6 亿人，血脂异常已经成为我国居民的一个重要公共卫生问题。在 1997 年《中国成人血脂异常防治建议》的基础上 2007 年制定了适合我国国情的《中国成人血脂异常防治指南》，它的发表是我国心脑血管疾病防治历程中的一个重要里程碑，它是参考国际指南的经验，根据我国自己的流行病学资料制定，体现了我国血脂异常特点的第一个“本土化”指南，重点强调血脂水平分层切点不同，危险因素中特别提出高血压的重要性，极高危定义简化，极低密度脂蛋白目标值不同。

3. **糖尿病是心血管疾病**

1999年美国心脏协会《糖尿病与心血管疾病指南》明确提出“糖尿病是心血管疾病”的新概念。2002年，美国国家胆固醇教育计划成人治疗指南中将糖尿病列为冠心病的等危症，同时中国心脏研究提醒广大心血管医生应关注冠心病患者的糖代谢。目前的情况是，冠心病患者中合并的糖尿病80％被漏诊，87％的糖尿病前期被漏诊。因此对所有明确冠心病诊断的患者要推行常规三部曲：①常规问有没有糖尿病；②若患者不知道有没有糖尿病，查空腹血糖；③空腹血糖正常，常规做餐后两小时血糖检查。发现冠心病同时有糖耐量异常的患者非常有意义，意义远远超过只对这些患者及早降血糖。

三、改变不健康生活方式

现在有个误区认为心血管是中老年的事情，因为发生症状、发生事件、致残致死在中老年。早发冠心病临床特点研究结果提醒我们，我国冠心病发病年龄在提前，而且这一人群发病的重要危险因素是吸烟、代谢综合征和冠心病家族史，即不健康生活方式是早发冠心病的主要原因。代谢综合征主要表现为腹型肥胖，糖脂代谢异常，其源头即是不健康的饮食习惯和缺乏运动。冠心病虽然在中老年致残致死，但在青少年起病。因此从青年时起就应坚持运动、合理饮食，预防和控制超重、肥胖，不沾染第一口烟草，对预防冠心病非常重要。

四、“双心”医学——心血管病的心理问题

办好“双心”医学，关注心血管患者的心理问题。呼吁大家要关注到心血管门诊就医的患者的精神问题。目前临床治疗大多

只注重疾病和躯体治疗，而忽视心理行为治疗和干预，对这部分人群给予心理治疗可能比单纯接受药物治疗起到更为积极的作用。不少到心血管门诊就医的中青年女性并没有器质性心血管疾病，但花很大成本做有创的造影或多排CT，不但浪费卫生资源，还使年轻女性一生患癌症的风险增加。如果大家能关注精神心理，及时识别这些患者的焦虑抑郁，可能用很低成本就可以解脱很多人。所以“双心”服务，心理和心血管健康“双心”模式，是非常重要的。

患有心肌梗死，接受过支架、冠状动脉旁路移植、起搏器或除颤器治疗的患者，除了躯体创伤，精神心理的创伤也是巨大的，伴有抑郁焦虑症的比例占30%～45%，研究显示5～10年间重度抑郁患者心源性死亡率比无抑郁者增加82%，10年以上增加72%，应重视心血管疾病患者的机体和心理康复，同样需要“双心”服务。进行以运动为主的综合心脏康复计划，可以降低死亡率，提高生存质量，改善冠心病患者预后。

五、组建预防心血管疾病的广泛联盟

做好心血管病的预防，首先需要横向联盟，不同学科之间的横向联盟：其次需要各级医院和社区、农村卫生保健网络的纵向联盟。大医院要承担指导和帮扶社区和农村医疗保健系统发展的一份责任，同时在社区的互动过程中找到大医院可持续发展的机制和前景。做好疾病预防迫切需要破除“围墙文化”，需要实现疾病预防的广泛联盟。我们迫切需要从对疾病终末期的救治转向疾病的早期预防，从源头治理，从青少年抓起，中年强化，老年持续；从经验医学向循证医学转化；强调医疗行为规范，一些医院100%使用药物洗脱支架，很不规范，实际上制造了一个很不安全的医疗环境。从单一学科分别干预不同危险因素（血糖、血脂、血压），走向多学科联合，综合控制多重危险因素；从以大医院为中心救治危重患者、诊断复杂病例，走向建设社区和农村医疗卫生保健体系，把疾病前预防和病后管理沉淀在社区和农村。只有具备强大的社区和农村医疗体系才能把病前预防和病后管理搞好。

回顾过去，展望未来，我们要高举公益、规范和预防的三面旗帜。抓住发展机遇，在新的起跑线上，解放思想，转变理念，坚持以人为本和科学发展观，坚持预防为主，发扬愚公移山的精神，为我国心血管疾病预防的伟大事业努力奋斗。

（高春华，蒋从清）

第二章

动脉粥样硬化是心脑血管疾病的根本原因

第一节 动脉粥样硬化的巨大危害

一、动脉粥样硬化是人类的第一杀手

随着社会的进步和发展，人民生活水平的不断提高，过去吃好饭穿新衣是生活追求的主旋律，而现在鸡鸭鱼肉已是家常便饭，穿戴已时装化。但社会的进步也带来了一些我们所不想要的东西，过去的碧水蓝天很难见了，空气污浊，河流污染，罪魁祸首是对环境的严重破坏及大量资源消耗后紧随而来的大量废物的无序排放。看到这一切，我们常常感到痛心疾首。然而你可知道，在我们的体内也有一条河，河床是血管，河水是维持我们生命活动的血液，随着生活水平的提高，一些所谓的“富贵病”随之而来，使我们的生命之河同样被污染，罪魁祸首是高血压、高血脂、糖尿病、吸烟等。污染所带来的最大恶果是体内河床——血管的淤积狭窄和堵塞，医学上又称为动脉粥样硬化。动脉粥样硬化给人类所带来的危害是前所未有的，几乎灭绝欧洲的人类瘟疫——黑死病（鼠疫），也仅仅流行了几年，但动脉粥样硬化疾病却流行了

100多年，而且呈越来越烈之势，目前动脉粥样硬化及其并发症不论是在我们国家还是西方发达国家都是导致死亡的第一杀手。在世界范围内，动脉粥样硬化血栓形成导致的死亡人数占全部死亡的52%，远远超过了第二位死因的肿瘤（24%）。

二、动脉粥样硬化是一种全身性疾病

全身每一个器官、每一个组织、每一个细胞的存活都离不开血液的供应，血液带来营养，带走废物。输送血液的管道就是动脉，动脉在我们的体内四通八达，无处不在。因此一旦动脉发生病变，从头到脚全身所有的器官都有可能受累，如果脑动脉硬化可出现脑供血不足、脑卒中；心脏血管的硬化可导致心绞痛、心肌梗死或心脏性猝死；肾脏血管发生硬化可导致肾功能不全；下肢动脉硬化可导致腿部肌肉的供血不足而发生间歇性跛行甚至肢体坏死。足见动脉粥样硬化危害的广泛。

三、动脉粥样硬化是一个全球性疾病

根据世界卫生组织的报告，2000年有1700万人死于心血管疾病，而这1700万死亡者中80%是发生在低、中等收入国家。到2020年，因心血管疾病死亡的人数将比该数字增加50%，高达2500万，预计1900万发生在发展中国家。应引起特别注意的是，一些发达国家，特别是美国，从20世纪40年代中期二战结束后，迎来了经济飞速发展的时期，结果导致心血管疾病发病率和死亡率的飙升，引起了全社会的注意，进入60年代以后，美国发起了改变不良生活方式、控制疾病危险因素的健康运动，经过10余年的努力，美国从70年代起心血管疾病的患病率和死亡率开始缓慢下降。而在东欧、俄罗斯、中国、印度等国家和地区，由于社会重视的不够，心血管病的发病率和死亡率却增长迅速，1984—

1999年15年间，北京市35～44岁男性心肌梗死的死亡率增加了156%。特别是在中国等发展中国家，由于经济发展的不平衡，人们的生活水平相差很大，要同时面临着“贫穷病”——感染性疾病和“富贵病”——动脉粥样硬化疾病的双重挑战。

四、动脉粥样硬化是多种危险因素相关性疾病

第一次卫生革命的对象是传染病。传染病是致病因素单一，因果关系明确的疾病，结核杆菌引发结核病，肺炎双球菌引起大叶肺炎，冠状病毒引起“非典”……。只要寻找到针对特异致病的病原体的药物，如抗生素、疫苗，或采取有效隔离措施（如“非典”流行期间），就可有效控制疾病流行。传染病大多发生急，容易引起人们高度重视。

而作为第二次卫生革命对象之一的动脉粥样硬化是生活方式病，是由于不健康的生活方式——吸烟，运动少，进食多，紧张——引发的，是一种与多种危险因素相关的疾病。危险因素越多，每一种危险因素越严重，未来患动脉粥样硬化及其导致的心脑血管疾病的危险程度越高。动脉粥样硬化危险因素可分两大类，第一类为难以或不能控制的危险因素，包括年龄、性别和家族遗传背景。男性、中老年、直系亲属中有早年患有或死于心血管疾病者为心血管疾病的高发人群。女性心血管疾病的高发年龄在绝经期之后，大约在55岁之后，比男性的45岁以后高发期后移10年左右。了解这一流行病学规律至关重要。在临床上，如遇到一位无其他危险因素，绝经期前的一位女性，胸痛的特征不符合心绞痛的典型特征，即使心电图上出现了非特异性ST段T波的改变，首先应考虑很少可能是冠心病，再去认真寻找其他原因，根本不需要，也不应该去劝说这类患者去做成本高的64排CT或创伤的冠状动脉造影。经绝期后的女性，尤其同时存在其他危险因

素（如糖尿病、血脂异常、高血压等）的女性，心血管疾病的危险会急剧增加。女性的冠心病症状可能不典型，到达医院比男性晚，接受有效治疗的比率低，女性常认为妇科肿瘤是威胁健康与生命的主要杀手，而可能忽视心血管疾病的危害。近年来欧美国家的重要学术机构呼吁政府和公众关注女性的心血管健康。这个问题也应在我国得到足够的重视。

第二类危险因素为不健康生活方式导致的，包括吸烟、高血压、血脂异常、糖尿病、腹型肥胖。尽管这些危险因素中有的也有家族遗传背景，但后天的不良生活方式，吃得多，动的少，肯定为重要原因。这一类危险因素可防可控。如能切实做到不吸烟，管好嘴（合理饮食），饭吃八成饱，迈开腿（坚持运动）；日行万步路，坚持科学循证用药，实现血压、血脂（主要为血胆固醇）和血糖三达标，就能有效防控心血管疾病。

由于动脉粥样硬化及其后果——心脑血管病的危险因素为多重性，不像传染性疾病的致病因素单一，因果关系明确，心血管疾病的危险因素大多无症状，为“隐形杀手”，疾病发生时不知不觉，进展缓慢，难以引起人们关注，一旦发生脑卒中或急性心肌梗死，以突发事件形式致残，甚至致命，使人们措手不及。有人形象地说，奋斗工作几十年，一病回到解放前。因一次心肌梗死或脑卒中夺去生命，回归贫困已成为严重的社会问题，因此，有这样发病规律的疾病，一定要强调防患于未然，预防第一。

五、10个心肌梗死9个可预测　6个心肌梗死5个可预防

2004年公布的有中国参加、7000多名中国大陆公民为研究对象的52国的联合研究，从全世界不同地域和不同种族登记初次发生急性心肌梗死的患者以及与之性别、年龄等类似而未患病的对

照者的临床与流行病学资料。研究结果发现，90%的急性心肌梗死可被9个因素所预测。

这9个因素依权重顺序为血脂异常（尤其是坏胆固醇——低密度脂蛋白胆固醇的水平增高）、吸烟、糖尿病、高血压、腹型肥胖、缺乏运动、饮食缺少蔬菜和水果、紧张（8个不利因素）和长期坚持少量饮酒（1个保护因素）。如以健身为目的坚持适量饮酒有利于人心血管健康，但为应酬大量饮酒、酗酒不但有害肝脏，也加重高血压，损害心血管。

如能认真戒烟，控制高血压和血胆固醇升高，6个心肌梗死中5个可预防。

美国经过30年努力，人均寿命延长了6年，其中接近2/3归因于上述心血管疾病危险因素的控制。尽管我国心肌梗死的患病率与死亡率都在急剧上升和迅速年轻化，但其危险程度依然低于欧美发达国家，只要及时采取行动，把这些容易控制、能够控制的危险因素管好，中国人65岁以前不得心肌梗死已经不是梦想。

六、动脉粥样硬化是全身性疾病——不要忘了腿

人们最关注脑卒中和心肌梗死，而常常忽略下肢动脉硬化。

下肢动脉硬化的临床症状是间歇跛行，很类似心绞痛特点，只是症状部位不在心绞痛时的胸骨后或心前区，而在下肢小腿部位，快步行走时发生，休息3～5分钟缓解。心绞痛时，人们容易在意，警惕心脏问题，而对下肢的疾病常不在意，误认为是肌肉拉伤。下肢动脉硬化有间歇跛行症状的是少数。美国一项研究发现1492例白人女性中，半数以上（55%）有下肢动脉硬化，有间歇跛行的仅占18%，而82%的患者没有症状。更值得关注的是，一旦有下肢动脉硬化，无论有没有症状，未来发生危险的程度一样，没症状不等于没危险。随访10年，无下肢动脉硬化者，10年

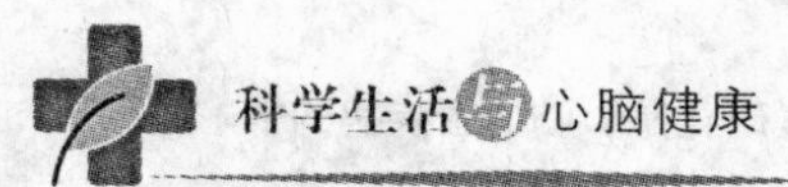

存活率90%以上，而有下肢动脉硬化，无论有无症状，10年存活率都仅有50%左右，危险不在于下肢，很少因此需做下肢截肢，病在腿上，事发在心上，55%的死亡原因是冠心病，尤其心肌梗死危险明显增加。

如何判断有无下肢的动脉硬化呢？其实很简便。检测与量血压的做法类似，不同的是需在两侧上下肢分别放上4个与量血压一样的袖带，没有任何创伤，同时测得由两侧上下肢的血压，据此计算踝—臂指数（ABI）：

$$\text{ABI}=\frac{\text{下踝部收缩压}}{\text{上踝部收缩压}}$$

正常人，下肢血压不应低于，甚至高于上臂血压。因此ABI正常范围为0.9～1.3。如ABI<0.9即可能存在下肢动脉硬化，ABI<0.8时，这种可能更大，ABI介于0.5～0.8之间表示至少一处明显动脉硬化，ABI<0.5表示重度动脉硬化。

这种如同量血压一样简便的方法和在动脉内插入导管的方法所测结果高度一致。

哪些人容易有下肢动脉硬化，应检测ABI呢？

①65岁以上老年人；②糖尿病患者；③高血压患者；④血脂异常患者；⑤代谢综合征患者；⑥已患有冠心病心绞痛、心肌梗死，做过冠心病介入治疗或搭桥术的患者；⑦已患过脑卒中的患者。

ABI异常的意义是什么？

ABI异常意味下肢动脉硬化，下肢动脉硬化是冠心病心肌梗死的“等危症”。上面讲过，病在腿上，险在心脏。一个ABI异常患者（无论有无间歇跛行症状），其未来10年发生心肌梗死的危险≥20%，等同于一个患过心肌梗死患者未来10年再发心肌梗死的危险。

检出 ABI 异常怎么办?

检出 ABI 异常时，不要紧张，不要惊慌失措，大多不需介入(放支架)或手术，而是要积极控制危险因素，包括积极使用他汀，把坏胆固醇——低密度脂蛋白胆固醇至少降至 100 毫克/分升以下，甚至更低；积极控制血压达标；控制血糖达标，使用阿司匹林。

与 ABI 类似，对上述的适于检测 ABI 的人群，可用 B 型超声检测颈动脉内膜——中层的厚度，也可检查尿，注意有没有蛋白尿或微量白蛋白尿。颈动脉内膜增厚或有斑块，预示脑卒中危险，容易联想到，容易理解，但千万应记住，颈部的这种变化也预示冠心病心肌梗死的危险增加。高血压或糖尿病患者尿检查发现有蛋白尿或微量白蛋白尿，不但表示肾脏受损，也预示未来冠心病心肌梗死的危险增加。

人的动脉系统是一个统一整体，不同部位的血管壁病变的发病机制类似，常常在不同时期并存。与正常人比，ABI 异常，有下肢动脉硬化者，心肌梗死危险增加 4 倍，脑卒中危险增加 2～3 倍。患过心肌梗死的患者，再发心肌梗死危险增加 5～7 倍，脑卒中危险增加 3～4 倍；患过脑卒中的患者，未来再发脑卒中危险增加 9 倍，心肌梗死危险增加 2～3 倍。

动脉粥样硬化是全身疾病，预防动脉粥样硬化不能铁路警察各管一段，而应是各相关学科协同作战。

(高春华，蒋从清，乔向亮)

第二节　预防动脉粥样硬化的两个“法宝”——改变生活方式　循证科学用药

当人们逐渐走向小康、日益关注和消费健康时，健康逐渐成为一种“市场”，报纸杂志与电视、网络各种媒体上充满了各种有关健康的“保健品”和“健康”产品。但医疗卫生资源有限，如何把十分有限的医疗卫生资源用在刀刃上，甚至解决心血管疾病的预防？这是我们必须回答的问题。

健身防病都要相信和坚持科学，具体就是要循证，即遵循科学证据（既有科学证据，可有效预防心血管疾病，延长寿命，减少有致残致命危险的脑卒中和心肌梗死，提高生活质量），又有成本一效益的合理的措施有两条，即两个“法宝”。

第一个“法宝”是改变不良的生活方式，不吸烟，管好嘴，迈开腿。现在不少中青年人进门找电梯，出门就打的（士），以车代步。不少青少年上网，看电视，足不出户。“白骨精”们常常白日忙工作，下班忙应酬，顿顿吃得超标，喝酒喝过量。一些人即使买了健身卡，也天天埋怨太忙，没时间锻炼。

把减体重寄希望于减肥药，减体重缺乏信心，缺乏紧迫感，缺乏持之以恒的毅力。

我院（随州市中心医院）骨科主任卢山，身高1.85米，体重105千克，超重，行动困难，血小板减少，锻炼两年来，减少15千克，精神好了，血小板亦正常了。能坚持锻炼，每周必须坚持3~4天的运动。

淡泊名利，学会“舍得”。保持好心态和好心情至关重要，没有好的心态与好的心情，不可能有好身体。在当今急功近利盛行的浮躁时期，这点尤为重要。

第二个法宝是坚持科学循证用药，控制血压、血脂和血糖三达标。医疗资源有限，不要听广告买药，而要科学循证用药。有哪些药物有循证医学证据，有明确的预防心血管疾病作用，能够改善患者预后——降低总死亡率（让患者活得更长），提高生活质量（让患者活得更好），不发生致残致命后果减少脑卒中和心肌梗死，和成本—效益比率合理？

一、降血压药物有哪几种？

目前用于降压的药物主要有以下六类，即利尿剂、β-受体阻滞剂、血管紧张素转换酶抑制剂、血管紧张素Ⅱ受体拮抗剂、钙拮抗剂、α-受体阻滞剂。另外还有一些含有以上几种成分的复合药物，例如复方降压片、珍菊降压片、北京降压0号、海捷压、安博诺等等。

1. 利尿剂

主要有两类：噻嗪类（双氢克尿噻）和非噻嗪类（呋塞米、吲达帕胺、复方盐酸阿米洛利等）。适用于轻中度高血压、老年人单纯收缩压增高、高血压合并心力衰竭等。

2. β-受体阻滞剂

临床应用的种类很多，在降压治疗中常用到以下三类：

①美托洛尔（如倍他乐克）；②比索洛尔（如康忻，博苏）；③卡维地络（如达利全，金络）。

主要适用于各种不同程度的高血压，尤其是心率较快的中、青年患者或合并冠心病或心率失常的患者。

3. 钙拮抗剂

钙拮抗剂降低收缩压明显，因此非常适用单纯收缩压增高的患者，尤其是老年人。钙拮抗剂在降压中不影响血糖、血脂、高血压合并高血脂或糖尿病的患者，使用该类药的副作用小。钙拮抗剂除降压以外还有抗动脉硬化的效果，因此也适用于高血压伴心绞痛、外周血管病、经动脉粥样硬化等患者。

4. 血管紧张素转换酶抑制剂（ACEI）

此类药物适用于不同程度的高血压，尤其是肥胖，糖尿病和心脏、肾脏功能受损的高血压患者，如心力衰竭、心肌梗死后、血糖异常或糖尿病肾病的高血压患者。

5. **血管紧张素Ⅱ受体拮抗剂**（ARB）

此类药物的适用范围和血管转化酶抑制剂相似。它的优点在于该药物直接相关的不良反应很少，不引起干咳。

常见ARB有：氯沙坦（科素亚）、厄贝沙坦（安博淮）、缬沙坦（代文）。

6. **α-受体阻滞剂**

这类药物可以改善前列腺增生患者的症状，对血脂血糖没有不良影响，尤其适用于高血压伴前列腺增大的患者以及有显著血脂、血糖异常的患者。但服用时应注意第一次服用应在睡觉前，从小剂量开始，服后上床休息，以避免体位变化时出现血压降低造成风险。

常用药物有：哌唑嗪，特拉唑嗪（高特灵）。

二、降血压药物的用药原则

即使使用有一定副作用的传统降血压药物，例如噻嗪类利尿剂——氢氯噻嗪（双氢克尿噻等）、β-受体阻滞剂（阿替洛尔）、复方降压片、降压0号，只要把收缩压下降10～12毫米汞柱，舒张压下降5～6毫米汞柱，与不用药或用安慰剂相比，可使脑卒中的危险下降40%，使心肌梗死和致命冠心病减少16%。如果有条件使用更新，副作用更少，降压效果更好的降血压药物组合，可能进一步减少脑卒中和心肌梗死的危险。2005年公布的北欧的一项研究（ASCOT）显示，对于未患过心肌梗死的高血压患者，使用长效钙拮抗剂氨氯地平，必要时联合用血管紧张素转换酶抑制剂培哚普利与传统降压药物β-受体阻滞剂（阿替洛尔），必要时联合噻嗪利尿剂苄氟噻嗪比较，降压效果更好，能进一步减少脑卒中和冠心病事件，并且使新发生糖尿病的危险减少30%。

降血压药物减少脑卒中和心肌梗死的主导作用是降血压本身。

每一患者选哪种或哪类药物单用或合用主要取决于：①可否耐受；②经济承受能力；③降压的效果是否确实。一旦降压有效，又无明显副作用，可以良好耐受，不要轻易更换药物，由于患者与医生两个方面的多种原因（科学方面的、临床经验方面的和商业方面的动机）频繁更换药物，是血压控制不满意的最常见原因之一。中医讲“效不更方”很有道理。

三、他汀降胆固醇——人类征服冠心病第一线曙光

1994年公布了北欧的一项重大临床试验（4S），它把4444例已患有冠心病的患者随机分为两组，一组用安慰剂，另一组用降胆固醇药物辛伐他汀每日20毫克，平均随访5年，与安慰剂相比，总死亡率下降30%，冠心病死亡下降42%，使价格昂贵并有创伤的冠心病介入和搭桥手术减少37%，同时减少了脑卒中，并减少因需住院的费用。4S试验揭开了他汀革命的序幕。其后的一系列试验与4S结果高度一致，无论已患有或尚未患过心肌梗死，无论用药前的基线胆固醇水平是否增高，使用他汀类药物可使冠心病的高危人群未来初发或复发的心肌梗死都减少30%～40%。尚未患有冠心病的糖尿病患者和高血压患者在认真控制血压与血糖同时，服用一般剂量的他汀（如阿托伐他汀10毫克），可进一步减少心肌梗死和脑卒中，比单一控制血压和血糖更加有效。老年人和女性同样获益。

4S公布11年后的；2005年，北欧同一研究组公布了另一重大临床试验（IDEAL）的结果，表明在已患有冠心病，病情已稳定的患者（8888名），一组用4S的常规有效的他汀剂量（辛伐他汀20～40毫克/日），另一组用大剂量他汀（阿托伐他汀80毫克/日），平均随访5年，强化降胆固醇可进一步减少非致命心肌梗

死、脑卒中和总的冠心病事件。IDEAL 为高危患者强化降脂，降得更低、更好提供了令人信服的证据。

至今，有众多种类的降脂或调脂药物，只有他汀一花独放，获有充分临床试验证据，能够预防心肌梗死，改善患者预后。因此，从血脂异常的角度防控冠心病的主体故事依然是胆固醇的故事，降脂主要降胆固醇，主线药物是他汀类。

四、抗血栓防血栓药物——无血栓，则无事件

不稳定动脉粥样硬化斑块（易损斑块）破裂，使血流中的血小板黏附到血管壁，血小板激活，聚集，是动脉系统血栓形成的启动环节。预防血栓应从抗血小板药物说起。阿司匹林是百年老药，有充分证据这个价格低廉，几乎世界各地都可找到的药片，至今仍是预防动脉粥样硬化血栓形成，预防脑卒中和心肌梗死的首要药物。近年来，不少人在各种场合谈起“阿司匹林抵抗”，兴趣十足，但应强调，这仅是一个研究课题，任何药物都不可能百分之百有效，也可讲什么药都有“抵抗”。至今没有明确定义诊断“阿司匹林抵抗”，也没有任何仪器、指标可明确诊断“阿司匹林抵抗”。大家千万不要因为“阿司匹林抵抗”的说法，产生对阿司匹林效果的怀疑，不要导致临床上使用阿司匹林的迟疑。

对于不稳定性心绞痛、急性心肌梗死、需在冠状动脉内放置金属支架的患者，除用好阿司匹林外，还需合用更新的抗血小板药物（ADP 受体拮抗剂）氯吡格雷。急性期还可能需短期使用抗凝药物（肝素或低分子肝素）。

五、治疗糖尿病药物有哪些

1. 磺脲类（格列吡嗪等）

最早应用的口服降糖药之一，现已发展到第三代，仍是临床

上Ⅱ型糖尿病的一线用药。主要通过刺激胰岛素分泌而发挥作用。餐前半小时服药效果最佳。

2. **双胍类（美的康等）**

口服降糖药中的元老。降糖作用肯定，不诱发低血糖，具有降糖作用以外的心血管保护作用，如调脂、抗血小板凝集等，但对于有严重心、肝、肺、肾功能不良的患者，不推荐使用。为减轻双胍类药物的胃肠副作用，一般建议餐后服用。

3. **糖苷类抑制剂**

通过抑制小肠黏膜上皮细胞表面的糖苷酶，延缓碳水化合物的吸收（就像人为地造成“少吃多餐”）从而降低餐后血糖，故适宜那些单纯以餐后血糖升高为主的患者。餐前即服或与第一口同服，且膳食中必须含有一定的碳水化合物（如大米、面粉等）时才能发挥效果。

4. **噻唑烷二酮类（罗格列酮等）**

迄今为止最新的口服降糖药。为胰岛素增敏剂，通过增加外周组织对胰岛素的敏感性、改善胰岛素抵抗而降低血糖，并能改善与胰岛素抵抗有关的多种心血管危险因素。该类药物应用过程中须密切注意肝功能。

5. **甲基甲胺苯甲酸衍生物**

近年开发的非磺脲类胰岛素促分泌剂，起效快、作用时间短，对餐后血糖有较好效果，故又称为餐时血糖调节剂。进餐前服用。

6. **胰岛素**

胰岛素的种类非常繁多，根据作用时间分为：

短效胰岛素　即最常用的一种胰岛素，为无色透明液体，皮下注射后的起效时间为20～30分钟，作用高峰为2～4小时，持续时间5～8小时。

中效胰岛素　又叫低精蛋白锌胰岛素，为乳白色浑浊液体，起效时间为 1.5～4 小时，作用高峰 6～10 小时，持续时间 12～14 小时。

长效胰岛素　又叫精蛋白锌胰岛素，也为乳白色浑浊液体，起效时间 3～4 小时，作用高峰 14～20 小时，持续时间 24～36 小时。

六、患者不能进食，还要口服降糖药吗

糖尿病患者不能进食，应当及时到医院就诊，而不应继续口服降糖药或擅自停用降糖药。糖尿病患者没有摄入热量，仍口服降糖药，极易发生低血糖，严重的低血糖可以危及患者的生命。

但是如果不进食，也不口服降糖药，机体不能通过糖代谢获得能量，脂肪分解就会加速，酮体生成增加，一旦超过利用，酮体在血液内蓄积，使血酮增加，尿酮体阳性，出现糖尿病酮症；酮症时厌食饥饿，感染、应激等因素使糖异生更加增强，酮体形成更加迅速，促进了酮血症和酮症的形成；严重时还会出现糖尿病酮症酸中毒，甚至还会出现蛋白质的紊乱，肌肉组织中蛋白质分解加速，血浆中、生酮氨基酸和生糖氨基酸浓度降低，前者转化为酮体，后者通过糖异生转化为肝糖原，血糖、血酮体均上升而呈负氮平衡。

如果是因为呕吐、腹泻而不能进食，可导致失水出现高渗昏迷，它和糖尿病酮症酸中毒都是糖尿病常见的急性并发症，若不及时诊治，患者会有生命危险。

七、胰岛素治疗糖尿病的好处

有时候患者对大夫说：“大夫，我不愿意打胰岛素针。”其实，没有人愿意打胰岛素，不少人觉得打针麻烦、疼痛，有人怕“打上胰岛素就撤不下来了”，千方百计地抵制注射胰岛素。所以，我

国糖尿病患者使用胰岛素治疗者（10%）比西方人（约50%）少得多。国外有人评价说：一个国家非胰岛素依赖型糖尿病患者打胰岛素的比例反映这个国家糖尿病的治疗水平，有一定的道理。胰岛素治疗确实能给患者带来很大好处，主要是能使患者的病情获得最好的控制，使其糖、蛋白、脂肪、水盐及酸碱代谢平衡维持正常，防止或延缓糖尿病急性和慢性并发症的发生与发展，使患者维持良好的体力及精神状态，维持正常的生长、生活与工作。其次，胰岛素治疗是一种最生理的疗法，一种对肝、肾、肠影响最小的糖尿病治疗方式，也就是说它的副作用最小。第三，随着口服降糖药价格的猛涨，胰岛素的治疗花费也相对较低。有些打胰岛素的患者告诉医师说，他们在打胰岛素前十分紧张、恐惧，实际打起来才感到胰岛素也没有那么可怕，反而自我感觉良好。所以，该打胰岛素的患者千万不要抵制，以免贻误病情。

（高春华，张振建，操传斌）

第三节　代谢综合征——动脉粥样硬化预防的新靶点

很少见到每个人仅有一种心血管疾病的危险因素，多重危险因素在一人身上群集，十分常见。近年来，国内外十分关注“代谢综合征”（metabolic syndrome）。

代谢综合征指的是同一个人具有多种危险因素。其核心的问题为腹型肥胖，判断的依据是一把皮尺量腹围，中国的男性腰围超过90厘米，女性腰围超过80厘米。再加上高血压、血脂异常（甘油三酯高，好胆固醇——高密度脂蛋白胆固醇低），血糖异常（糖尿病，或糖耐量异常—葡萄糖负荷试验时，血糖水平异常升高），包括了已明确诊断糖尿病与尚不能诊断糖尿病，已有糖代谢异常的更早期患者。代谢综合征中代谢二字显然涵盖了糖代谢和脂代谢。近来有人提出心血管病应理解为“代谢性血管病”（metabolic vascular disease）很有道理。无论脑卒中，心肌梗死，还是动脉粥样硬化性肾病或下肢的间歇跛行受损的是心、脑、肾和下肢，但病变的根源在为之供血的相应的血管壁，因而是血管的病，血管病的疾病起源于糖脂代谢异常。糖脂代谢异常的祸根除家族遗传因素外，主要是后天的不健康生活方式，吃得多，动得少，导致腹围增大，超重或肥胖，发生血糖和血脂代谢异常和高血压，最终导致心、脑、肾和下肢受损。

代谢综合征的提出一方面强化了心血管疾病的预防应综合控制多重危险因素的策略，应全面控制腹围、血压、血糖、血脂达标。只要认真实施管好嘴，迈开腿，饭吃八成饱，日行万步路，上述四个方面的异常都会全面好转。综合干预，全面获益。

代谢综合征的提出，体现了及早干预的策略。判断有代谢综合征的患者，大多尚无脑卒中或心肌梗死，并且可能尚未发展到可诊断糖尿病的更早期的糖代谢异常，及早干预，更早获益。

处于代谢综合征阶段，主要干预手段是改变生活方式，即合理饮食和坚持运动，不需用药或仅需用较少种类或较小剂量的药物，是成本-效益的更合理干预。

除了定期用血压计测血压，抽血查血脂和血糖外，大家备把皮尺吧！经常量量自己的腰围。一胖百病生啊！腰围超标，管好嘴，吃八成饱最关键，总量不控制，吃什么也不行。迈开你的腿，腰带上或裤子口袋里放个计步器，坚持日行万步路。腰围下去了，血压、血脂和血糖都全面好转。美国的一项研究调查了中年女性每日行走的情况，将她们分为 3 组：①每人步行万步路以上，②每日步行 6000～10000 步，③每日步行少于 6000 步。研究结果表明：只有每日坚持走万步路以上的女性，健康状况最好，腰围、血压、血糖、血脂的情况都优于每日步行不足万步的另两组。

行走不需特殊条件，在街上、公园里、机场、会场（休息时）均可走起来，健康之路就在脚下。走路最安全，很少损伤关节和韧带，与跑步的效果一样。

近年北欧非常盛行越野大步走的健身运动。它是有氧运动的一种发展。特点是双手使用越野行走手杖，手杖由碳素材料构成，很轻便（每根仅重 150 克），富有弹性，又坚韧耐用，一个 80 千克体重的人用越野行走手杖作俯卧撑数十次，手杖毫不断裂。使用手杖的优点，一是增加了行走中的上肢运动，使运动效果更好，二是在走下坡路时，减少下肢关节损伤，三是可持手杖做运动前的准备活动。

老年人应走平路为主，少爬山，少爬楼梯。爬楼梯膝关节损坏很快。记得一些骨科专家在报刊电视上讲话，不同意提倡爬楼梯，否则保护了心脏伤害了关节，他们的意见是对的，但年轻人，2～3 层的楼，还是多爬爬。大多数医院的电梯都拥挤，尤其早上众多患者挂号就诊时，年轻医护人员多爬楼梯，少乘电梯，一是体现尊重患者，患者为先，二也给自己创造一个运动机会。

（高春华，钱进，姚维）

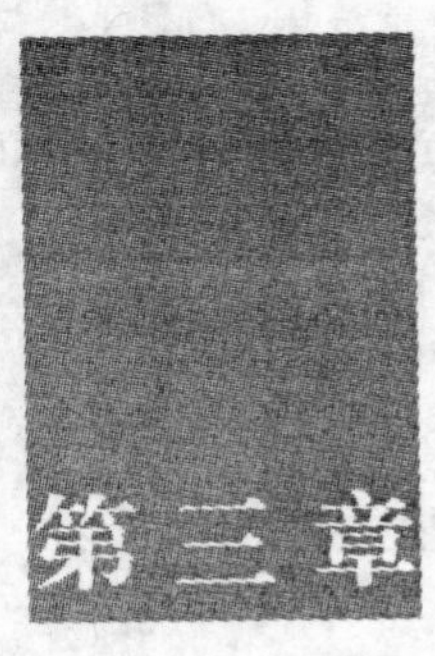

第三章 心脏病防治

第一节　冠心病

一、什么是冠心病

1. 冠心病的定义

冠心病是一种有冠状动脉粥样硬化或血管痉挛导致冠状狭窄或阻塞引起的心肌缺血缺氧或心肌坏死的心脏病，亦称为缺血性心脏病，是冠状动脉粥样硬化性心脏病的简称。

2. 冠心病的症状

平时我们说的冠心病多数是动脉狭窄或阻塞引起的，主要是脂肪物质沿血管内壁堆积所致，这一过程称为动脉粥样硬化。动脉粥样硬化是一个不断发生发展的过程，发展到一定程度即冠状动脉狭窄超过 70%，供应心肌的血流减少，心脏得不到足够的血液供给，就会发生胸部不适。

不同人的心绞痛发作表现不一。多数人形容其为“胸部压迫感”、“闷胀感”、“憋闷感”，部分患者感觉疼痛向左侧肩部、背部、颈部、咽喉部扩散，休息或者含服硝酸甘油缓解。

3. 冠心病的类型

冠心病有 5 型，分别有如下临床症状：

（1）无症状心肌缺血型。患者无症状，但静息、动态或负荷心电图有心肌缺血的改变，这类患者发生心脏猝死和心肌梗死的机会和心绞痛的患者一样，所以，不能因无典型症状而忽视平时的心脏保健。

（2）心绞痛型。表现为胸骨后的压榨感，闷胀感，伴随明显的焦虑，持续 3～5 分钟，可发散到左侧臂部、肩部、下颌、咽喉部、背部，偶尔也可放射到右臂，有时仅累及这些部位而不影响胸骨后区。用力、情绪激动、受寒、饱餐等增加心肌耗氧情况下发作的称为劳力性心绞痛，休息和含化硝酸甘油可缓解。有时候心绞痛不典型，可表现为气急、晕厥、虚弱、嗳气，尤其是老年人。

（3）心肌梗死型。梗死发生前一周左右常有前期症状，如静息和轻微体力活动时发作的心绞痛，伴有明显的不适和疲惫。梗死时表现为持续性剧烈压迫感、闷塞感，甚至刀割样疼痛，位于胸骨后，常波及整个前胸，以左侧为重。部分患者可向左臂尺侧向下放射，引起左侧腕、手掌和手指麻刺感，部分患者可放射至上肢、肩部、颈部、下颌，以左侧为主。疼痛部位与以前心绞痛部位一致，但持续更久，疼痛更重，休息和含化硝酸甘油不能缓解。有时候表现为上腹部疼痛，容易与腹部疾病混淆。伴有低热、烦躁不安、冷汗、恶心、心悸、头晕、极度乏力、呼吸困难、濒死感，持续 30 分钟以上，长达数小时。如发现这种情况应立即就诊。

（4）缺血性心肌病型。部分患者原有心绞痛发作，以后由于病变广泛，心肌广泛纤维化，心绞痛逐渐减少到消失，却出现心力衰竭，如气急、下肢水肿、乏力等，伴有各种心律失常。还有部分患者从来没有心绞痛，而直接表现为心力衰竭，或心律失常。

（5）猝死型。是最严重的一种，指由于冠心病引起的不可预测的突然死亡，在急性症状出现以后 6 小时内发生心脏骤停所致。

主要是缺血造成心肌细胞电生理活动异常，发生严重心律失常导致猝死。

二、为什么会得冠心病

1. 引发冠心病的主要危险因素

高血压：高血压会损害动脉内壁，引发并加快冠状动脉的硬化过程。

高血脂：血脂异常，血中总胆固醇、甘油三酯、低密度脂蛋白升高，高密度脂蛋白降低，易导致冠状动脉粥样硬化。

吸烟：烟草中的尼古丁和一氧化碳等多种成分会使血管内皮损伤，加快动脉硬化。

糖尿病：可引起血管损害，导致动脉硬化，糖尿病人的冠心病发病率是非糖尿病人的 2 倍。

肥胖：超过标准体重 20%时，心脏病发病的危险性增加一倍，体重迅速增加者尤其如此。

职业：脑力劳动者大于体力劳动者，生活节奏紧张，经常有急迫感的工作较易患病。

年龄：冠心病多见于 40 岁以上的中年人，49 岁以后进展较快，心肌梗死与冠心病猝死的发病率与年龄成正比。

性别：在我国，男女冠心病的发病率和死亡率比例为 2∶1 。但女性绝经期后冠心病的发病率明显上升，60 岁以后，女性发病率大于男性。

遗传：家族中有在年轻时患本病者，其近亲患病的机会可 5 倍于无这种情况的家族。

饮食：常进食高热量的饮食及较多的动物脂肪胆固醇，易患本病；食量过大也易患本病。

缺乏运动：近年来发现，运动减少也可导致冠心病的发生。

2. **动脉粥样硬化的根本原因——血管老化**

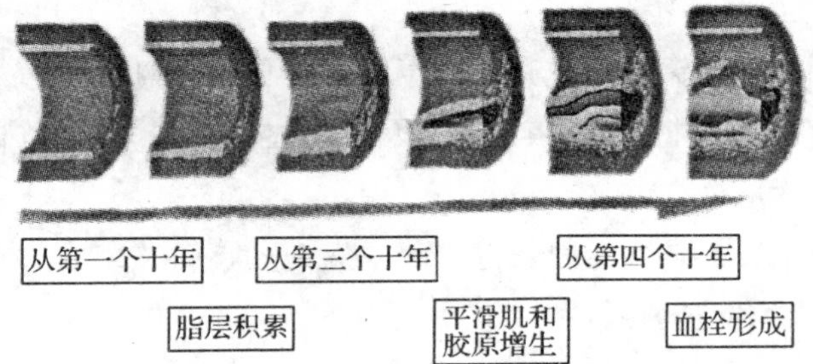
从第一个十年
从第三个十年
从第四个十年
脂层积累
平滑肌和
胶原增生
血栓形成

血管老化过程简图

同人体其他器官一样，血管也会老化。

在高血压、高血脂、糖尿病、吸烟等危险因素作用下，人体血管逐步老化；人体内血管的内皮细胞受到损害，导致内皮功能异常，然后血小板在局部黏附、聚集，释放各种血管活性物质，引起血管内膜增生、单核细胞在局部浸润，血管中层平滑肌细胞变形增殖，它们吞噬脂质形成泡沫细胞，从而形成动脉粥样硬化斑块。

血管老化一方面使血管狭窄，造成供血供氧不足，出现胸闷胸痛、头晕、乏力等症状；另一方面血管脆性增大，弹性降低，极易发生血管或血管内斑块破裂脱落造成心肌梗死甚至猝死。

三、冠心病的早防早治

1. **冠心病的早期症状**

（1）劳累或精神紧张时出现胸骨或心前区闷痛，或紧缩样疼痛，并向左肩、左上臂放射，持续3～5分钟，休息后自行缓解者。

（2）体力活动时出现胸闷、心悸、气短，休息时自行缓解者。

（3）饱餐、寒冷或看惊险片时出现胸痛、心悸者。

（4）夜晚睡眠枕头低时，感到胸闷憋气，需要高枕卧位方感舒适者。

（5）用力排便或性生活用力时出现心慌、胸闷、气急或胸痛不适者。

（6）听到周围的锣鼓声或其他噪声便引起心慌、胸闷者。

（7）反复出现脉搏不齐、不明原因心跳过速或过缓者。尤其是目眩，短暂昏厥。

出现以上情况时，要及时就医，尽早发现冠心病。

2. 冠心病的检查方法

（1）基本实验室检查。

①了解冠心病危险因素：空腹血糖、血脂检查，包括总胆固醇（TC）、高密度脂蛋白胆固醇（HDL-C）、低密度脂蛋白胆固醇（LDL-C）及甘油三酯（TG）。必要时做糖耐量试验。

②血常规检查：了解有无贫血（可能诱发心绞痛）。

③甲状腺：必要时检查甲状腺功能。

④尿常规、肝肾功能、电解质、肝炎相关抗原、人类免疫缺陷病毒（HIV）检查及梅毒血清试验，需在冠状动脉造影前进行。

⑤胸痛较明显患者，需查血心肌肌钙蛋白（CTnT 或 CTnI）、肌酸激酶（CK）及同工酶（CK-MB），以与冠状动脉综合征相鉴别。

（2）心电图检查。

①所有胸痛患者均应进行静息心电图检查。

②在胸痛发作时争取做心电图检查，缓解后立即复查。

（3）胸部 X 线检查。胸部 X 线检查对心绞痛并无诊断性意义，一般情况都是正常的，但有助于了解心肺疾病的情况，如有无充血性心力衰竭、心脏瓣膜病、心包疾病等。

（4）心脏灌注显像。超声心动图心肌灌注显像对心肌缺血诊断有帮助。

（5）负荷试验。对有症状的患者，各种负荷试验有助于慢性稳定性心绞痛的诊断及危险分层。但必须配备经验丰富的医生及严格的监测及抢救设备。

①心电图运动试验。

②负荷超声心动图、核素负荷试验（心肌负荷显像）。

i. 运动负荷超声心动图或核素负荷试验。

ii. 药物负荷试验：包括双嘧达莫、腺苷或多巴酚丁胺药物负荷试验，用于不能运动的患者。

（6）多层 CT 或电子束 CT。多层 CT 或电子束 CT 平扫可检出冠状动脉钙化并进行积分。研究显示钙化与冠状动脉病变的高危人群相联系，但钙化程度与冠状动脉狭窄程度却并不相关；因此，不推荐将钙化积分常规用于心绞痛患者的诊断评价。

（7）有创性检查。对心绞痛或可疑心绞痛患者，冠状动脉造影可以明确诊断及了解血管病变情况并决定治疗策略及预后。

3. 冠心病的治疗

（1）药物治疗。改善预后的药物，如：阿司匹林通过抑制环氧合酶和血栓素（TXA2）的合成达到抗血小板聚集的作用，所有患者只要没有用药禁忌证都应该服用：氯吡格雷主要用于支架植入以后及阿司匹林有禁忌证的患者；β-受体阻滞剂用于心肌梗死后患者的二级预防治疗。他汀类药物能有效降低 TC 和 LDL-C，并因此降低心血管事件。他汀类药物治疗还有延缓斑块进展，使斑块稳定和抗炎等有益作用。

减轻症状、改善缺血的药物，如：β-受体阻滞剂能抑制心脏 β 肾上腺素能受体，从而减慢心率、减弱心肌收缩力、降低血压，以减少心肌耗氧量，可以减少心绞痛发作和增加运动耐量；硝酸酯类药为内皮依赖性血管扩张剂，能减少心肌需氧和改善心肌灌注，从而改善心绞痛症状；钙拮抗剂通过改善冠状动脉血流和减少心肌耗氧起缓解心绞痛作用，对变异性心绞痛或以冠状动脉痉挛为主的心绞痛，钙拮抗剂是一线药物；代谢性药物曲美他嗪通过调节心肌能源底物，抑制脂肪酸氧化，优化心肌能量代谢，能改善心肌缺血及左心功能，缓解心绞痛。

（2）介入治疗。包括 PTCA、支架植入、激光旋切等方法。介入治疗最大的优点是创伤小，实施迅速，对于急性心梗的治疗有独特的优势，患者易于接受。但不是所有冠心病患者都适合，对于冠脉病变弥漫、斑块钙化严重、多支多处病变、左主干病变等手术费用和风险均较大。另外，在 PTCA＋支架植入术后约有 1/4～1/3 的患者出现冠脉内再狭窄，这是目前心脏内科急待解决的问题。近年来出现的药物涂层支架使支架植入后再狭窄率明显下降，但尚无远期通畅率的报告，并且费用高昂。

（3）外科手术治疗。主要是指冠状动脉搭桥术（CABG）和激光心肌血运重建术（TMLR）。搭桥手术的远期效果在冠心病治疗中是最好的，采用乳内动脉、桡动脉等搭桥，10 年通畅率在 90％以上；即使采用大隐静脉等搭桥 10 年通畅率也在 60％左右。在美国，每年搭桥手术例数在几十万例以上，而在我国，由于心脏外科起步较晚、患者存在惧怕手术的心理，以及一些其他原因，每年搭桥的手术例数不到 5000 例并且都集中在北京等医疗水平相对高的地区，在全国的普遍推广尚需进一步努力。

4. 冠心病应早防早治

冠心病一旦发生即处在不断发生发展的过程，在高血压、高血糖、高血脂、吸烟等冠心病危险因素的作用下，人体血管的内皮功能会发生变化，导致血管内膜增生、血管中层平滑肌细胞变性增殖，从而造成动脉粥样硬化，动脉血管变窄；冠状动脉粥样硬化到一定程度就会使血管内血流减少导致心肌缺血。患者会有胸闷、气短、头晕等症状；如不积极预防治疗，动脉粥样硬化继续加重，当动脉狭窄程度达到一定程度时，如狭窄程度超过 70％

会导致心绞痛，甚至心肌梗死，长期心肌缺血会导致心肌肌力丧失，心室产生重构，从而发生心力衰竭、死亡。

冠心病早防早治体现在冠心病的各个阶段中，如果目前未患冠心病要预防冠心病的发生，医学上称为“一级预防”；已经得冠心病的更要防止冠心病的加重及急性事件的发生，这是“二级预防”，“二级预防”对许多中老年隐匿性冠心病患者更为重要。

有一些人认为胸闷、心绞痛不发作时不用再吃药，其实胸闷、心绞痛是心脏在向你求救，表明你的动脉粥样硬化已经很严重，导致严重心肌缺血，如果在冠心病稳定期不积极治疗，服用一些二级预防的药物，其后果不堪设想。所以，最好的对策是对一些高危人群早期先用药物预防，避免胸闷、心绞痛的症状及其他严重心脏事件的发生。

在以下三种情况下，冠心病患者或高血压、高血脂、糖尿病患者须预防性地服药，以避免冠心病等恶性事件的发生。

（1）寒冬季节。我们曾经联合气象局在上海 13 家三甲医院做过心肌梗死患者的入院人数与天气的分析，通过几年的调查发现，在寒流袭击上海的几天里，因心肌梗死住院的患者明显增多。低温刺激易使人体交感神经兴奋，促使血压升高，心率持续加快，从而增加心肌耗氧量，寒冷的天气又引起体表小血管的痉挛和收缩，使血流速度缓慢，血液黏滞度也明显增高，更加重心脏的负担，此时心肌耗氧加重，就出现胸闷、心绞痛，容易诱发心肌梗死。

（2）梅雨季节。最新医学统计表明，心血管疾病在此季节的发病率逐年增高，形成了冬季之外的第二个“高峰期”。梅雨时节，天气闷热难受，人体极易出汗，血液黏稠度增加，冠心病人本身就因为冠状动脉粥样硬化，血液供应不畅，很容易再次发生心肌缺血，出现胸闷、心绞痛症状，严重的甚至会发生心肌梗死、心力衰竭等导致死亡。

（3）高温季节。与梅雨时节相比，高温季节天气更加闷热难受，好多人会选择在空调的房间里避暑，却不知道空调房存在着很多的隐患。一般情况下，为了保持房间的舒适温度，使用空调时，房间的门窗总是关得紧紧的，室内的空气质量很差，冠心病患者很容易因为室内氧气逐步减少而出现胸闷、心绞痛甚至更严重的症状；而如果从高温的外界直接进入冷气开得很低的空调房，更容易发生因为血管遇冷急剧收缩而导致的心肌梗死、心力衰竭等严重心血管事件。

冠心病是一种十分严重的不断加重的慢性病，需要长期服药甚至终身服药才能阻止该病的发展，因此药物的正确选择非常重要。在防治冠心病方面，无论是急性发作期还是疾病缓解期，药物的防治作用都相当优异，一方面能迅速缓解胸闷、心绞痛症状；另一方面，长服能降低血液黏稠度，保护血管内皮，抑制动脉粥样硬化的发展，还能有效改善心肌缺血，避免心绞痛发作，长服还有促进缺血心肌处的血管新生，实现药物心脏自身搭桥。

5. 因人而宜选择冠心病治疗方案

正确诊断冠心病，是治疗的前提。有些患者心电图就可以发现心肌缺血的表现。如果凭心电图不能诊断冠心病，可以选择负荷心电图（即运动心电图）但阳性率也只有60%多，还是有很多人诊断不出来。还有超声心动图、核素的心肌造影等技术，都不是很直观。

目前，诊断冠心病或冠状动脉堵塞的金指标是冠状动脉造影。冠状动脉造影是通过一条动脉血管，比如手腕处的桡动脉、手臂内侧的肱动脉，最常见的是大腿根部的股动脉，将导管插入心脏，注入造影剂，使心脏的血管显影，就可以清楚地看到冠状动脉血管的病变情况。但冠脉造影也有缺点，就是“有创”。

冠心病的治疗主要有内科药物治疗、介入治疗和外科手术治疗三个方面。

内科药物治疗，是冠心病人的基础治疗方案，也是非常有效的，即便采用介入治疗或外科手术治疗的患者也离不开药物治疗，这几年抗血小板药物、降脂药物、β-受体阻滞剂的应用，有效地缓解了临床症状，改善了预后，提高了患者的生活质量，延长了寿命。

介入治疗的优点是比较直观。如果冠状动脉某处血管堵塞了，可以通过导管，在X线下，用一个球囊将堵塞处撑开，放入支架，堵塞的血管就畅通了。对一般性血管堵塞的冠心病患者，采用球囊扩张+支架植入术打通血管，患者即可获健康，而有些冠心病患者的冠状动脉已完全堵塞，而且斑块伴有钙化现象，像骨头一样硬，球囊无法扩张，此时就需要“钻”出一条通道来。

怎么“钻”呢？我们了解到，葛均波教授首次在国内采用冠心病介入性治疗领域的新技术——高频旋磨术，攻克了这一临床上的重大难关。葛教授介绍说，球囊扩张+支架植入术用的导丝与头发丝一般细，即直径0.36毫米，长1.9米；而高频旋磨术用的导丝比前者更细、更长，直径仅0.1毫米，长2.5米。导丝上还有一个1.25～2.5毫米的金刚石橄榄型微型小钻头，有涡轮推动，在冠脉内超声波的引导下，以每分钟15～19转的速度将血管堵塞处打通，然后再行球囊扩张及安装支架。这项技术对医生是一个极大的挑战，不仅要胆大，更要心细，是手、眼、脑的完美结合。

外科治疗也就是心脏搭桥，医生应根据患者的具体情况而定。

四、冠心病患者的运动及饮食

1. 冠心病康复运动项目有哪些

冠心病是中老年人的常见病。患了冠心病不可怕，只要坚持正确的药物治疗和适当的康复运动，就可以改善冠心病症状、提高生活质量。目前，冠心病康复运动疗法越来越受到心血管医生的重视。

冠心病康复运动治疗是指通过积极主动的身体、心理、行为和社会活动的训练，帮助冠心病患者缓解症状，改善心血管功能，提高生活质量。同时积极干预冠心病危险因素，减少再次发作的危险。

那么，是不是所有的冠心病患者都可以参加康复运动呢？答案是否定的，主要有以下几种冠心病患者可以参加运动：稳定型冠心病（包括陈旧性心肌梗死、稳定型心绞痛）、隐性冠心病、冠状动脉搭桥术后、经皮冠状动脉球囊扩张术后的患者。适合冠心病患者的康复运动有以下几项：

（1）步行及慢跑。慢跑一般以每分钟 100 米为宜，步行以每分钟 50 米为宜。此适宜于体力较差者，或作为慢跑前的过渡性锻炼。

（2）骑自行车。在我国几乎家家有车，人人会骑，并可结合上下班进行锻炼。最好在功率自行车上练习，运动强度为 450～750 千克・米/分，持续 15 分钟左右。

（3）游泳。体力较好，原来会游泳，具有条件，能长期坚持者，可以从事游泳锻炼。据报道，游泳可使摄氧量增高。游泳前要做好准备活动，以免时间过久，引起肌肉痉挛和心绞痛发作。

（4）体操。应用体操进行康复由来已久。目前创造数种有我国民族特色的冠心病体操，广播操亦可推广应用。

（5）太极拳。太极拳动作疏松自然，动中有静，对合并高血压冠心病者更为合适。

（6）气功。运动量太小，适于病情较轻或配合其他体育活动应用。

以上这些活动，应当在医生指导下进行，除此以外还应该注意：

（1）运动前后避免情绪波动。情绪剧烈波动可使血中儿茶酚胺增加，降低心室颤动阈，加上运动有诱发室颤的危险，因此，对于心绞痛发作 3 天之内，心肌梗死后半年之内的患者，不宜做比较剧烈的运动。

（2）运动前不宜饱餐。因为进食后人体内血液供应需重新分配，流至胃肠帮助消化的血量增加。而心脏供血相对减少，易引起冠状动脉相对供血不足，从而发生心绞痛。

（3）运动要循序渐进，持之以恒。平时不爱运动者，不要突然从事剧烈运动。

（4）运动时应避免穿得太厚，影响散热，增加心率。心率增快会使心肌耗氧量增加。

（5）运动后避免马上洗热水澡。因为全身浸在热水中，必然造成广泛的血管扩张，使心肌供血相对减少。

（6）运动后避免吸烟。有些人把吸烟作为运动后的一种休息，这是十分有害的。因为运动后心脏有一个运动后易损期，吸烟易使血中游离脂肪酸上升和释放儿茶酚胺，加上尼古丁的作用而易诱发心脏意外。

2. 冠心病饮食防治原则

据大规模的人群调查表明，冠心病与营养不平衡有一定关系。因此合理地调整膳食是防止冠心病的重要措施。以下是冠心病的饮食防治原则。

（1）控制总热能。肥胖者合并冠心病较正常体重者多，进食过多或消耗相对减少即可引起肥胖。为此，必须控制饮食，注意热能平衡。务使体重保持在标准范围。标准体重（千克）＝身长（厘米）－105（女子减 100）。

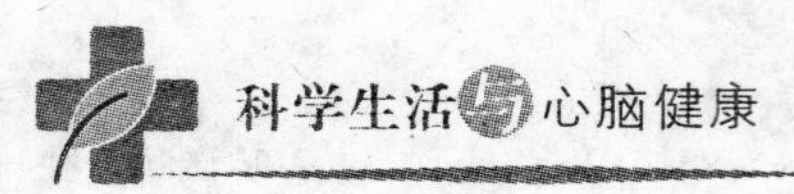

（2）控制脂肪与胆固醇摄入。控制脂肪摄入，使脂肪摄入总量占总热量25%以下。应少吃有致动脉硬化作用的饱和脂肪酸，如动物脂肪和肥肉；适当多吃有降胆固醇作用的不饱和脂肪酸，如植物油及鱼油等。

胆固醇，摄入量最好控制在300毫克/日以内。已有血胆固醇增高者，摄入量最好控制在200毫克/日以内。动物内脏以及蛋黄等食物中含胆固醇量较高。

（3）摄入适量蛋白质。建议：摄入量为1.2克/千克·日。其中动物蛋白质，如蛋清、瘦肉及鱼虾等占总量的20%～30%；植物蛋白质特别是大豆及豆制品，因所含豆固醇有降低胆固醇的作用，可适当吃。

（4）采用复合碳水化合物，控制单糖和双糖的摄入。碳水化合物主要来源应以米、面、杂粮等含淀粉类食物为主。应尽量少吃含糖食物及其制品。

（5）摄入足量植物纤维。食植纤维在各种蔬菜、瓜果中含量较多，为低热食物，不易引起肥胖，且有润肠通便、降脂等作用。可适当多吃，约每日进食0.5千克左右的蔬菜即可满足需要。

（6）补充维生素。应适当增加摄入量，特别是B族维生素及维生素C，因它们有利于改善脂质代谢和预防动脉硬化。这些维生素在多种绿色及黄色（尤其是胡萝卜）蔬果中含量较多。

（7）忌吸烟、酗酒、饮浓茶及一切辛辣调味品。香烟可引起血管收缩、痉挛以及血脂和血黏度增高故应禁烟；适量饮酒有抗动脉硬化作用，但长期大量有不良作用，故以不饮或少饮为好；茶叶能降脂、降压、消食、解油腻，可适当饮用；咖啡对失眠及心律不齐者以不饮为好，肥胖及高血脂者最好无糖饮用。

3. 有利冠心病康复的食品有哪些

（1）麦芽。麦芽内含有的甲种生育酚，是维生素E的组成部分，它能降低血液的黏稠度，进而阻抑动脉粥样硬化的形成。食用麦芽安全，效果好，没有副作用。有条件的冠心病患者，每天早晨食用一碗鲜麦芽粥，将大有益处。麦乳精里也含有一定量的麦芽，但很多市售麦乳精的糖分比较高，所以要适当饮用。

（2）玉米。玉米食品近年来又重新受到人们的青睐，这是因为它富含维生素 E、维生素 A。玉米胚榨出的玉米油，含有大量不饱和脂肪酸，它能清除人体内多余的胆固醇，并具有预防动脉硬化的作用。所以，食用一些玉米油是很有用处的。

（3）豆类。研究发现，豆类食品蛋白质含量丰富，又具有降低血浆胆固醇的作用。所以，经检查发现血脂高的人，可以经常吃一些豆腐、豆芽菜以及各种豆类食物来降低血胆固醇。对于血脂不高的人，同样可以吃些豆类食品。这样，可以起到预防高脂血症的作用，对预防动脉粥样硬化和冠心病，是大有好处的。

（4）蔬菜和水果。大蒜及其有效成分，对高脂血症有预防作用，吃洋葱和大蒜都可以使血清胆固醇减少，全血凝集时间明显延长。而且研究还发现，大蒜和洋葱可以提高纤维蛋白溶解活性，纤维蛋白溶解活性降低的人，发生动脉粥样硬化和冠心病的可能性就大。有人将大蒜生吃和熟吃进了对比，发现生大蒜预防冠心病的作用比吃同等的熟大蒜的更明显。

五、冠心病患者的生活禁忌

冠心病是一种不可逆转的慢性病，一旦患上冠心病，就要做好长期防治的准备。冠心病死亡率虽然很高，但是只要坚持正确的防治，冠心病患者一样可以带病延年，关键是在合理用药的基础上，注意生活中的自我调理。

1. 忌情绪剧烈波动

过分激动、紧张，特别是大喜大悲时，由于中枢神经的应激

反应，可使小动脉血管异常收缩、痉挛，导致血压上升、心跳加快、心肌收缩增强，使冠心病患者缺血、缺氧加重，从而诱发心绞痛或心肌梗死。

2. **忌超负荷运动**

超负荷的运动量极易导致心脑血管急剧缺血、缺氧，能造成急性心肌梗死或脑梗死。因此，冠心病患者在参加各种体育活动时，可在医生指导下事先服药预防。

3. **忌脱水**

由于老年人特别是冠心病患者的血黏度都有所增高，达到一定程度时，可出现血凝倾向，导致缺血或心脑血管堵塞，严重时可引起心肌梗死或脑卒中。水可以稀释血液，并促进血液流动，故老年人平时要养成定时喝水的习惯，最好在睡前半小时、半夜醒来及清晨起床后喝一些开水。

4. **忌缺氧**

冠心病患者要经常对居室环境通风换气，当胸闷或心胸区有不适感时，立刻缓慢地深吸几口气（即深呼吸）。出现心绞痛时，除服用急救药外，应立刻深吸气，家中备有氧气瓶的则吸氧几分钟，可以缓解心绞痛，减少心肌细胞的死亡。

5. **忌严寒和炎热**

严寒季节，冠心病患者不要忽视手部、头部、面部的保暖。因为这些部位受寒，可引起末梢血管收缩，加快心跳或冠状动脉痉挛。此外，寒冷还可使去甲肾上腺素分泌增多，血压升高。所以冠心病患者冬季外出活动时，宜戴口罩、手套和帽子；早上刷牙、洗脸宜用温水；洗衣、洗菜时不要将手长时间泡在凉水里，心跳加快，加重心脏的额外负担。因此，冠心病患者在严冬或炎热的天气，应该采取相应的自我保护措施。

6. **忌烟酒**

尼古丁可使血液中的“纤维蛋白原”增多，导致血液黏稠，很容易引起血液凝固与血管的异常变化，故吸烟者冠心病的发病率比不吸烟者高 3 倍。戒烟后，血液中的纤维蛋白原大大减少，可减少冠心病的发病率。

此外，常饮烈性酒，可因酒精中毒导致心脏病和高脂血症。过多的乙醇还可使心脏耗氧量增多，加重冠心病。所以，冠心病患者应禁饮烈性酒，或以少量红葡萄酒或黑啤酒取而代之。红葡萄酒或黑啤酒中含有类黄酮，它具有抑制血小板聚集与血栓形成的作用。

7. **忌口腔不卫生**

如果口腔不卫生或患有牙周炎等牙病，口腔中的革兰阳性杆菌及链球菌就可能进入血液循环，使小动脉痉挛或血栓，导致心肌梗死。所以，冠心病患者尤其应该保持口腔清洁，防治牙病。

8. **忌过饱**

由于过饱时胃可以直接压迫心脏，加重心脏负担，导致心血管痉挛，冠脉血流量相对减少，容易发生心绞痛和急性心肌梗死。所以，冠心病患者平时宜少食多餐，晚餐尤其只能吃到七八分饱。

（高春华，蒋从清，吴高章）

第二节　心房颤动

一、老年人的“流行病”——心房颤动

随着人们生活水平提高，社会医疗保健制度的改善，大家都感觉到现在人活得越来越长了。但同时心房颤动的老年患者越来越多，心房颤动与年龄的增加明确相关。心房颤动在年轻人中不是很常见，但在老年人中却很多，70～80 岁以上的老年人 10 个人中就会有 1～2 个心房颤动患者。根据国内和国外的调查，美国目

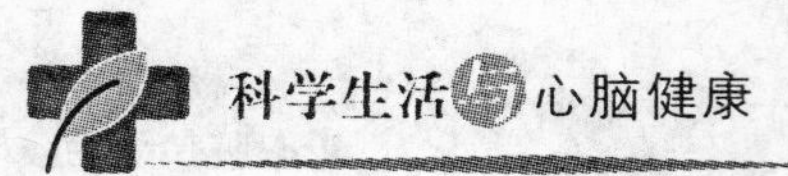

前有心房颤动患者220万，中国可能有700万患者。

心房颤动患者会问一些相似的问题，如我得心房颤动的原因是什么？心房颤动会给我带来什么后果？我会得脑卒中吗？我应该吃什么药？来看病的患者，有的认为无所谓，有的则非常紧张，这都是不正常的。

二、正视房颤，正规治疗

心脏就像一个泵，每搏动一次向全身的组织和器官输送氧气和养分，心脏的这种机械活动受电活动的控制和支配，正常情况下，电活动来源于位于心脏右上方右心房的窦房结，每分钟以60～100次的频率发送电脉冲，这些冲动沿着心脏内存在的特殊传导系统传导到心脏的各个部位，使心脏有规律的收缩，心房的收缩使血液排入心室。当各种原因出现心房颤动时，心脏的电活动不受窦房结支配，被心房内快速而又杂乱无章的电活动代替，心房和心室均出现快速而没有规律的收缩和舒张，此时心房的频率为350～600次/分，幸好有房室结在把关，心室的收缩频率不会过快(110～180次/分)。心脏上半部腔室（心房）的电信号极为快速且不规则，通常大于每分钟300次时，心房就不能有效收缩和将血液排入到心室，结果心脏射向外周器官的血液减少。由于心房不能有效收缩心房内血流缓慢式滞留，在心房壁上形成附壁血栓，血栓一旦脱落，随心室射出的血流，经动脉到全身堵塞动脉血管导致血栓栓塞并发症，最严重的堵塞脑血管，导致脑卒中。

对多数心房颤动患者来说，心房颤动可引起不适的感觉，危害不大，但心房颤动引起的血栓栓塞并发症时，将威胁患者的生活质量和生命安全，但如能有效的治疗，这些危险也将大大地降低。

多数患者会有不适的感觉，而且不同的患者感觉差异很大，最常见的感觉是心悸，特别是阵发性心房颤动的患者，以至于一些心房颤动患者产生焦虑的情绪。而有些持续性或永久性心房颤动的患者心悸的症状较少，可能由于适应了这种不规则的心律，此时患者的症状多为一些非特异的表现，如体力下降，气短，呼吸困难，虚弱乏力。行走或上楼时会出现胸部不适、多汗、头晕。不同人差异很大，有人甚至没有感觉。严重的患者，尤其是合并有器质性心脏病的患者可出现心力衰竭，心房和心室快速而无规律的收缩使心脏的排血量减少 30%～50%。同时存在心脏器质性损害时，心房颤动可加重或诱发心力衰竭、肺水肿及心肌缺血。

老年人出现上述症状，应及时做心电图或动态心电图以明确诊断，还要进行相关的检查如超声心动图等，寻找心房颤动的原因。大部分心房颤动是有原因的，如风湿性心脏瓣膜病、高血压、心肌病、冠心病、心包炎等，还有其他系统疾病的心脏表现，如甲亢。其中老年人常见的原因为高血压病、甲亢等。也有少部分的心房颤动找不到原因，即心脏的结构是正常的，称为孤立性心房颤动，多出现在较为年轻的患者。根据心房颤动发作特点的不同，可分为阵发性、持续性、永久性。

三、心房颤动治疗两手抓，减慢心室率和预防血栓栓塞

心房颤动最重要的治疗包括两方面，一是控制心室率或转复为窦性心律；二是抗凝防血栓栓塞。针对不同患者的不同情况，可采取以下治疗措施：

（1）电击恢复窦性心律。通常静脉给予镇静药物如安定，然后经同步直流电击，短期的效果很好，但复发的概率较大，同时服用抗心律失常药物可能减少复发。

（2）控制心室率。通过减少经房室结从心房下传心室的频率

而改善患者的症状。

（3）抗心律失常药物。对阵发性心房颤动的患者，应用抗心律失常药物可减少心房颤动反复发作的频率和时间；持续性心房颤动的患者可于电转复前服用，减少复率后心房颤动的复发。

（4）起搏治疗。对由于窦房结功能减退而发生心房颤动的患者来说，植入起搏器可能减少心房颤动发生。患心房颤动的老年人；夜间常有心室率偶然慢，有长间歇，大多数并无需起搏器治疗。目前可通过射频治疗或手术治疗根治房颤。在过去的 10 年中，射频消融成为许多快速型心律失常的根治的方法，但用于心房颤动的技术还不够成熟，目前仅适合患者中很小一部分，手术过程相对复杂，成功率不高，复发率高，如果治疗心房颤动药物效果不好，部分患者可以考虑。

（5）抗凝。抗凝能使血液不易形成血栓，从而降低脑卒中的危险，常用抗凝药物为华法林，用华法林一定要监测 INR。部分年轻没有心脏病的患者，发生血栓的危险很低不需要抗栓药物。

四、得了“心房颤动”别忘防脑卒中

一些老年人没有高血压，动脉粥样硬化也不严重，却得了脑卒中偏瘫，一做心电图才发现心电图乱七八糟，特别不规律，原来这些患者患有心房颤动。脑卒中是脑血管疾病的后果，包括出血性和缺血性，其中缺血性又分为脑血栓形成和脑栓塞。任何原因引起脑血管的阻塞，均可发生脑卒中，它的主要发病机制是动脉粥样硬化基础上的血栓形成。心房颤动时心房内血栓形成、脱落随血液循环栓塞住脑血管造成脑卒中。心房颤动是脑卒中的独立危险因素，心房颤动患者缺血性脑卒中的年发生率为 5%，并且随年龄增长脑卒中并发症明显增加，同时脑卒中也是心房颤动患者死亡的主要原因之一。心房颤动占脑梗死所有原因的 15%～

20%，心房颤动后的脑卒中具有更高的致死率和致残率，多数患者遗留有严重的神经系统症状，死亡率也较高。有高血压又有心房颤动的患者的脑卒中危险最大，并且预后更差。一旦患了脑血管疾病，除了急性期治疗外，关键是二级预防，防治再发脑血管事件。

将心房颤动发生了脑卒中与心房颤动未发生脑卒中者进行比较发现，除风湿瓣膜性心脏病导致的心房颤动外，1/4 的非瓣膜性心房颤动患者发生了脑卒中，最易发生脑卒中的人群为：高龄(年龄>75 岁)、有高血压病史或血压增高、糖尿病、超声发现左房血栓及持续性心房颤动。具有上述因素的患者在选择抗栓治疗时，应该采取积极有效的措施，减少了脑卒中的发生，就减少了心房颤动患者的死亡危险。

那么心房颤动患者怎样预防脑卒中呢？首先，心房颤动的患者应遵循多数心血管病人的一般预防原则，如：健康的生活方式，控制体重，科学饮食，戒烟少酒等。此外，要及早发现并治疗基础心脏疾病和其他系统疾病如：控制血压和血糖，治疗甲亢，纠正心功能不全。但多数患者在这些基础上仍需要药物治疗。目前，在临床中预防血栓栓塞主要应用的药物为华法林，某些医生应用华法林不监测 INR 是不正确的，口服华法林必须将 INR 控制在 2～3的范围内，才能有效地减少血栓栓塞并且不增加出血并发的危险。预防动脉系统的血栓（如冠心病的血栓）主要用阿司匹林，而预防心房颤动时的附壁血栓主要应抗凝，使用华法林，仅在低危的患者可用阿司匹林。

经常有老年患者或家属在门诊询问，每年定期输液疏通血管，怎么还是得了心脏病或脑血栓，而当询问患者是否检查过血脂或是否经常测量血压，血糖是否正常时，患者的回答往往是“没有”。这种现象很具有代表性。心脑血管疾病主要危险因素是高血压、血脂紊乱、糖尿病等。针对某一疾病的预防，针对发病的机制，应着眼于主要的危险因素。除针对心房颤动本身的治疗外，还应针对血栓形成的机制，应用抗栓药物。

国外的多个随机试验表明，非瓣膜性心房颤动患者卒中的年发生率为4.5%，口服抗凝药华法林的患者为1.4%，下降了68%，严重出血并无增加，阿司匹林也有一定效果，年卒中的发生率下降21%。因此，建议心房颤动具有栓塞危险因素的患者，如存在危险因素，应口服抗凝药，如无危险因素，年龄小于60岁，不用药或用阿司匹林；年龄大于75岁，应口服抗凝药华法林，同时监测凝血时INR。

五、究竟哪些患者需要阿司匹林，而什么样的患者需要华法林

风湿性心瓣膜病（尤其二尖瓣狭窄）、机械瓣置换术后、以前有过血栓栓塞发生或经食管超声发现持续存在心房内血栓时，应用华法林抗凝，INR保持在2～3。年龄60岁以下，无心血管系统疾病和其他危险因素（高血压糖尿病）的患者，不需要任何抗凝甚至抗血小板药物；如果具有下列任何一种血栓栓塞的高危因素：高血压、糖尿病、脑卒中或肢体动脉栓塞病史、心力衰竭、心肌梗死，必须应用华法林；年龄在60～75岁之间，没有上述危险因素阿司匹林和华法林均可，具有上述危险因素应服用华法林；75岁以上的患者无论有无上述疾病或危险因素均应给予华法林抗凝，同时要监测INR（1.6～2.5）。尤其对已经发生了脑卒中的心房颤动患者更应该长期抗栓治疗，应该使用华法林。心房颤动并已发生血栓栓塞的患者，口服抗凝药物华法林可使主要的心血管事件（死亡、卒中、周围动脉的栓塞和心肌梗死）减低47%，而不增加脑出血的危险。但注意要控制好血压，如血压过高，华法林将使

脑出血的危险明显增加。

阵发性心房颤动和持续性心房颤动的患者应用预防血栓的方法是一致的，不能认为心房颤动不经常发作就不会得血栓和卒中。因为，医生观察了转复窦性心律组和不转复组的患者发现：不转复组85%～90%的患者使用华法林，转复窦性心律组仅70%坚持使用华法林。

结果转复窦性心律组的脑卒中多于心室率控制组，可能的原因是，在心律控制组使用抗心律失常药物后，出现无症状的心房颤动复发，而医生认为这些患者保持窦性心律，而放松了抗凝。如果在转复窦性心律组更少应用华法林，则这一组患者出现脑卒中可能会更多。可见对阵发心房颤动的患者不能忽视抗凝。

六、老年人口服抗凝药物安全吗

首先，口服抗凝药物华法林一定要监测INR，及时、有效的监测是保证安全，减少出血的前提条件。主要的副作用包括组织器官的出血，不同部位有不同的表现。但使用抗凝药物脑出血的发生率非常低，总体年发生率为0.5%，出血的发生与监测的INR及年龄的升高相关。其他少见的不良反应：皮肤和其他组织坏死、过敏、紫癜、皮疹、水肿、发热和胃肠症状。

服用华法林期间，应定期及时到医院验血，即INR维持在2～3，用药的初期应至少每周1次，剂量和INR结果稳定后可适当延长每个月一次，最长不超过3个月。

现在还出现了家庭使用的便携式血凝的监测仪，患者可以在家里自己测定INR，调整华法林剂量，这样不但患者的安全有保障，生活质量也得到改善，但目前价格较昂贵。现在，国际上还在研究新型的口服抗凝药，不需要抽血化验监测。

对老年人来说，有人认为口服抗凝药物出血的危险要高于年

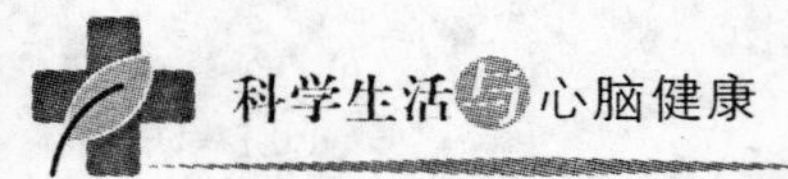

轻的患者，但根据目前的临床实践和国外的经验，对老年人应用抗凝药物，使 INR 维持在 1.6~2.5 的范围内将有效地减少血栓栓塞，同时严重出血的危险并不增加。

服用处方药物：应避免与其他抗栓药物合用，如阿司匹林，氯吡格雷，肝素及低分子肝素等，还有水杨酸类制剂，如解热、镇痛药，及一些抗心律失常药如奎尼丁、胺碘酮等。与这些药物合用时，会与华法林产生相互作用，使其抗凝作用增强，要注意出血倾向，可适当减少华法林的剂量。此外，含维生素 K 丰富的食物能减低药效，如：新鲜的菠菜、白菜、菜花、豌豆等，可减弱华法林的抗凝强度，不要一次大量食用新鲜水果与蔬菜。腹泻、呕吐可影响药物吸收，心力衰竭时肝瘀血及肝病均使 V-K 合成减少，华法林用量应减少。还应注意药物失效日期、每片剂量（有 3 毫克、5 毫克不同剂型），药物有无潮解等。患者需要同时应用其他药物时要与医生协商。遇到拔牙或外科手术时，应遵医嘱减量和停用。轻微的出血可不必担心，密切观察即可，一旦出现较为严重的出血，应停药及时就医。

七、房颤没心慌也要吃药

如果你的心房颤动时有时无，那么在心房颤动发作的时候，可以尝试通过药物来恢复窦性心律。恢复窦性心律的方法包括：电复律或药物复律。如果你的心房颤动发作比较频繁，在心房颤动发作的间歇期也应考虑应用药物预防心房颤动的发生，药物的选择和使用要请医生指导。因为阵发性发作的心房颤动常常能够自行终止，部分患者在服用药物一段时间后感觉心房颤动没有复发，就擅自停药，结果时间不久心房颤动就再次光顾了，还要从头开始服用抗心律失常药物。频发的阵发性心房颤动用药物预防发作，千万不能三天打鱼两天晒网。

如果你的心房颤动持续存在，那么就不要勉强恢复窦性心律了，减慢心室率为更简便、更稳妥的方法。以前，无论是患者还是医生都希望将心房颤动彻底纠正，既往认为对持续性心房颤动争取恢复和保持窦性心律可能有众多益处，包括：①减轻症状和提高运动耐量；②减少脑卒中的危险；③减少对长期抗凝治疗的需要；④提高生活质量；⑤提高存活率。但这些都没有临床证据，可以说是医生和心房颤动患者一厢情愿的事情。

现在有两个研究对数千例心房颤动的患者观察了5年，这些患者一部分采用各种方法恢复并努力维持窦性心律，而另一些患者仅仅控制心室率，结果5年后，我们认为可能较好的方法即努力恢复窦性心律组的患者，住院和死亡比例并没有减少。假设的恢复与维持窦性心律的优越性未获证实，而减慢心室率简便易行，至少与心律控制等效，应将心室率控制列为一线干预对策。控制心室率适合永久性心房颤动和持续性心房颤动的大多数患者。减慢心室率的益处包括减少症状，增加活动量，提高生活质量，避免药物的副作用，血栓栓塞危险并不增加。目标：安静状态下的心室率60～70次/分，活动状态下的心室率90～110次/分。

此外，很多心房颤动的患者都希望把心房颤动彻底治好，恢复正常的窦性心律。实际上，多数患者即使恢复了窦性心律，短期内又会恢复心房颤动，窦性心律很难维持。此外，国际上的研究和中国心房颤动研究结果均证实：转复窦性心律的患者与单纯应用药物控制心室率的患者相比，脑卒中的发生并没有减少。所以，如果你曾经有过心房颤动转复又复发的病史，大可不必强求恢复窦性心率。关于心房颤动的非药物治疗如：起搏器、ICD、新的射频消融技术（三维标测、超声球囊）等多种方法不断涌现。但现在这些手段还很昂贵，成功率不是很高，操作时间长，复发率高，只适用于那些症状较重且药物治疗效果不好的患者。目前还没有一种方法能完全取代药物治疗。即使心房颤动永远持续下去，只要应用好华法林预防脑卒中，控制好心室率，你一定会与其他的老年人一样，拥有一个幸福安康的晚年。

最后，建议心房颤动患者尤其是具有高危因素需抗凝治疗的患者，要在专业的心房颤动血栓门诊就诊。在专业门诊，患者将得到关于疾病防治康复方面的教育、咨询和抗凝强度 INR 的系统监测。

（高春华，蒋从清，张振建）

第三节　心脏病的其他问题

一、健康课堂不应该仅仅是老年课堂

现在大家都关注健康，但无论是健康课堂还是各种名目繁多的健康教育书籍，听者和读者大多是白发苍苍的老人，很少见到青少年。即使有年轻人来听课，也是替爷爷奶奶或爸爸妈妈来咨询。一提健康，似乎就指得病的人，殊不知动脉粥样硬化心血管疾病是从儿童时期开始的。

改革开放使经济发展了，生活富裕了，也带来了洋快餐和不良的生活方式，我们的孩子每天被包围在电视电脑、汉堡薯条中，不动少动，热量过度。社会竞争和学习的压力，造成许多学校盲目追求升学率，把本该是活泼好动的青少年禁锢在书本和教室内，教育部门针对这种情况践行减轻学生的负担，结果学校减掉了生理卫生课。本来中国青少年接受健康教育的机会就很少，生理卫生课是目前学校教育中唯一提供最基本的保健教育知识的途径，现在很多孩子连这点机会也丧失了。许多学校的老师，反映各地

中小学因场地紧张，建了校舍就没有了操场，孩子们没有了体育活动和锻炼的机会，使得现在升学体检中不合格率逐年上升。

二、动脉粥样硬化——发病在中老年，起病在青少年

健康不只是成年人的问题。动脉粥样硬化起病在青少年，心肌梗死和脑卒中发生在成年，教育青少年预防疾病的成本效益比成年后才开始预防强 20 倍，孩子的可塑性强，容易改变生活方式，从小养成健康文明的生活方式。不沾染烟草，对不健康的“垃圾食品”说“不”，热爱和坚持运动，培养良好的精神心理素质，注意德、智、体的全面发展。这就要求医生转变理念和承担责任，从针对疾病终末期治疗转向疾病早期预防，这是医生责任的放大，也是社会的需求。

三、拒绝“垃圾食品”，限制电脑和电视

英国心脏病基金会警告，老泡在电视机和电脑前的新生年轻一代，长大后大有可能要面对患上心脏病的危机，除非这些儿童“电脑专家”多做运动及有健康的饮食模式，否则会有愈来愈多人年纪轻轻便死于冠心病。肥胖被公认为是日趋严重的青少年问题，儿童和青少年把大量时间花在看电视或玩电脑上网，并爱好快熟、营养差的“垃圾食物”，导致身体健康每况愈下。

科学家们曾对附近两所学校的 1400 名学生进行跟踪调查，测量了他们家庭的高血压家族史，比较了电子游戏前后的有关血压资料，结果发现，经常玩电子游戏的儿童紧张性高血压比例高于其他儿童。儿童玩电子游戏时，血压升高的幅度也大得多；父母患有高血压或心脏病的儿童玩电子游戏时，比那些父母血压正常的儿童血压升高得更快也更多。

研究还表明，儿童期高血压对成年后的血压有很大影响，他们比起正常的同龄人，包括那些具有高血压家庭史的同龄人，更容易形成真正的高血压。因此，对家长来说，一定要控制自己的孩子玩电子游戏。

肥胖是动脉粥样硬化及一些慢性病如高血压、血脂异常、糖尿病的主要成因，是代谢综合征的首要表现形式。调查结果显示中国城乡青壮年肥胖的发生率（体重指数BMI超过25）从1982—1992年由10％上升到15％，在北京地区体重指数超过25的人已超过40％，而在一些经济发达地区，年龄在35～59岁的人群中，BMI超过25的人甚至高达50％。医学研究证明，BMI介于20～23的8～10岁儿童，10年后55％以上都将演变为BMI 25～30的肥胖青年，而这些人随年龄增长发生心血管病的概率会急剧增加。儿童及青少年肥胖发生率的不断增加，已成为一个严峻的社会问题。

四、潜在定时炸弹——高血压和高血脂

虽然，高血压在儿童时期的发病率很低，但许多高血压的前期表现却是在血压达到临床诊断标准前就长期存在。血压的升高也需要漫长的时间进程，高血压最早的根源可以追溯到人生的第一、二个十年，也就是儿童和青少年时期。

我们都知道成人肥胖和血脂的关系，在肥胖的儿童和青少年也同样存在这种关系，肥胖孩子与瘦孩子相比，血脂的异常与成年人中导致动脉硬化的血脂异常情况相似，即低密度脂蛋白胆固醇水平升高而高密度脂蛋白胆固醇降低。这些孩子同样存在胰岛素抵抗，且血脂异常的程度与胰岛素抵抗的程度相关，超重学生与瘦学生相比较血脂升高的可能性大2.4～7.1倍，高胰岛素血症的可能性大12.6倍。

五、儿童代谢综合征的流行趋势

随着儿童肥胖的流行，高血压、血脂紊乱、糖尿病、胰岛素抵抗等传统成年心血管危险因素向下延伸至儿童青少年人群，并呈现出在超重肥胖儿童个体身上聚集的特征，儿童代谢综合征（MS）越来越受到关注。

美国青少年代谢综合征患病从1988—1994年的4.2%上升到1999—2000年的6.4%，并据此估计，大约有200万美国青少年患MS。根据最近一项调查显示，大约43%的美国青少年具有MS中的1个组成部分，17%和6.4%的人分别具有2个和3个MS组分。而在肥胖儿童中，MS患病率显著升高。

我国研究显示，北京6～18岁正常体重、超重、肥胖人群中MS患病率分别为0.9%、7.6%和29.8%，其中13～15岁组肥胖儿童中MS患病率最高，达45.10%。

六、儿童代谢综合征的危害

儿童中的MS日益流行的趋势，构成对儿童青少年人群健康的巨大危害。尸体解剖证实，儿童和青少年可以有无症状的冠状动脉和主动脉壁脂肪和纤维斑块的形成。这也说明动脉粥样硬化在儿童期就已发生、发展。儿童还可发生严重动脉硬化，甚至还能出现急性心血管事件。

基数甚大的具有多种危险因素的儿童将来是未来几十年心血管的高发人群，构成对10年后劳动力人口的重大健康隐患，贻害深远。如果在儿童青少年的生长发育时期不予以重视并控制紊乱程度，这种改变将造成不可修复的永久损伤，至成年后发生心肌梗死、脑卒中等事件时再去救治，无论采用何种方法都是成本高、有创伤、仅有姑息效果的亡羊补牢之举。因此，从儿童期开始预防无论怎样强调都不过分。

七、“胖墩小皇帝”难成“栋梁材”

导致儿童肥胖的第一位原因是热量和营养摄入过度。孩子的饮食结构受到家庭环境、社会因素以及孩子不良饮食习惯三方面的影响。孩子在家里吃饭的机会最多，如果祖父母或父母的饮食习惯不良，不能提供平衡膳食，呈现“三高一低”的特点（高热量、高脂肪、高蛋白质和低膳食纤维）。如有些家庭烹调方式不合理，油炸食物，菜肴油水过多。各种媒体和电视食品广告铺天盖地宣传，严重助长了孩子不良饮食习惯的形成。洋快餐环境舒适，往往成为学生聚会、生日请客，甚至复习功课的场所。许多饮食机构或学校提供的午餐，没有经过营养师的合理搭配，不符合卫生部颁布的学生营养餐的有关要求，质次量多的不健康午餐打乱了一日三餐热量按营养学要求的分配计划。

在营养过多的基础上，缺乏运动不能将多余的热量消耗，更是雪上加霜。这里所说的运动，不仅指体育锻炼，有些孩子连力所能及的日常生活中的小事都不去做。孩子是家里的“小皇帝”，爷爷奶奶为孩子包揽一切，不让孩子扫地、擦桌子、洗碗、打扫房间等，不鼓励孩子自己动手做力所能及的家务。家长怕孩子受苦受累，上学有汽车接送，不坐公共汽车，放学回到家里，在沙发上一坐，不是看电视，就是玩电子游戏。孩子只吃不动，能量消耗少，就会产生营养和能量过剩。

此外，许多肥胖儿童在心理方面有不正常的表现，他们常常在非饥饿状态下进食。例如，有的孩子看见食物就想吃，有的孩子喜欢边看电视边吃零食，有的孩子在情绪不好时通过吃来调节情绪，还有的在临睡前一定要吃东西才能入睡。

人生第一个十年的肥胖会在第二、三个十年造成血液中多种致病因素出现，如血脂和血糖增高，沉积在血管壁形成脂肪，进而发展为突向血管腔的斑块，这种情况逐渐加重，在人生的第三、四个十年则可导致心血管事件，有的人出现心绞痛，有的人可能是突发心肌梗死，还有可能第一次的临床发病就表现为猝死，根本没有救治的机会。

八、世界心脏日——又一个儿童的节日

从 2002 年开始在北京举办的“世界心脏日”活动，年年都组织儿童绘画比赛，7 岁的孩子的画“20 岁的人 70 岁的心脏，70 岁的人 20 岁的心脏”创意很好，相信这些孩子通过各种丰富多彩的健康活动，必将在他们幼小的心灵中播下健康的种子，这些种子会随着他们的成长，长成参天大树，使孩子们获益终生。孩子是可塑性最强的群体，通过形象的事实教育等方式，让他们远离烟草，远比劝说一个 50 岁吸了 30 年烟的成年人戒烟要容易得多，也更有效。不要等到得了心肌梗死和脑卒中，才想起来也才下决心戒烟，不能等到见了棺材才落泪，到了黄河才死心。

九、世界儿童心血管疾病初级预防指南——新的挑战

动脉粥样硬化疾病是全球成年人的第一杀手，但相关的病理过程和危险因素在儿童时期就有表现。鉴于全世界范围内成人心血管病的流行和儿童心血管健康状况的严峻现状，日前，世界上权威的美国心脏协会发布了其第一个儿童心血管疾病初级预防指南和关于儿童肥胖、胰岛素抵抗、糖尿病和心血管疾病危险性的科学评论。

这个指南中指出：有越来越多的证据显示和心血管疾病危险性相关的因素在儿童期就已经开始，包括饮食和体力活动习惯，

以及吸烟等不良习惯。从儿童时期就开始久坐生活方式日益增加和高脂饮食增加了肥胖和肥胖相关疾病的发病率，比如年轻人高血压和糖代谢异常，包括代谢综合征和Ⅱ型糖尿病。另外，最近研究显示儿童期中的危险因素可以安全、有效的治疗。关于儿童心血管健康的指南和成年人指南有很多相似之处，主要区别是儿童在生长期不断变化，血压水平和胆固醇水平相关靶点可能会有不同。例如在成年人胆固醇治疗靶点是200～240毫克/分升，但是在儿童总胆固醇界值是170毫克/分升，200毫克/分升就很高了。成年人中我们推荐定期检查胆固醇和糖代谢的情况，而在儿童，应着重询问家族史，即关注那些父母或祖父母有心血管疾病或胆固醇升高的儿童。心脏病医生不但要治疗已经患病的老年人，还应该和这些父母或爷爷奶奶们来讨论他们整个家庭可能面对的危险因素，尤其是应该问及患者的子女或孙子孙女中是否有胆固醇升高或其他异常的情况。

十、“心病”——抑郁症

1. 你有“心病”吗

你是否时常觉得情绪低落，意志消沉，对日常活动没有兴趣；你是否总是愁眉苦脸，为一点小事耿耿于怀，对未来的一切忧心忡忡；你是否觉得焦虑烦躁，动辄毫无理由地与亲近的人大发脾气；你是否自觉精力减退，做事效率低下，无名的疲惫感笼罩周身；是否有时候甚至觉得活着没意思，一切都乏味透了……如果确实有上述情况，我们提醒你，你有“心病”，应该找专业医生尽快明确自己的心理和身体的健康状态。

2. 我国的抑郁症现状令人担忧

随着现代文明的发展，科技的创新带来物质的极大丰富，在使人们摆脱愚昧与贫困的同时，也带来一系列不良的后果，抑郁症便是其中之一。世界卫生组织在2001年的世界卫生报告中指出，抑郁症已成为世界的第四大疾患，到2002年会成为仅次于心脏病的第二大疾病，据估计全球每年有5.8%的男性和9.5%女性，即共有约1.21亿人会经历一段时间的抑郁。

而在我国，中国心理学会对我国22省进行调查的结果表明，约13%的青少年存在明显的心理行为问题。同时，16%的青少年表现为焦虑、强迫、抑郁等。有关部门统计，目前儿童心理发病率为12%～16%。全国有2%的儿童有心理病症。全国有3000万青少年处于心理亚健康状态。大学生心理和行为障碍率占16%～25.4%。相关资料表明，目前我国有各种精神疾病患者1 600万人，其中患精神分裂症的有780万。而70%～80%的原因与心理因素有关。其中有情绪因素引起的身心疾病占总人数的十分之一。2003年3月10日，人大代表在提交的《建议我国普遍开展临床心理门诊》的议案中指出，目前我国患心理疾病的人数已经超过心血管病，跃居我国疾患首位，成为我国重大的社会问题。

3. **多种多样的抑郁症状**

人们由于生活经历、教育背景、家庭环境和自身性格等方面的不同，使每个人表达情绪的方式各异。因此抑郁的时候，自然也会有不一样的表现形式。

抑郁症的症状基本上表现为懒、呆、变、忧、虑。所谓懒，就是浑身发懒，不爱活动；呆是反应迟钝，容易忘事；变就是性格较以往改变很大；忧是忧郁伤感，悲观绝望；虑则是对生活缺乏信心，对生命价值感到怀疑。

抑郁症最突出的临床表现是情绪低落，并伴有其他临床症状。

（1）情绪障碍。心境不良，做事毫无兴趣；焦虑不安、心烦意乱；对日常活动丧失愉快感，整日愁眉苦脸，忧心忡忡；精力减退，常常感到疲惫乏力；认为活着没有意思，重者感到绝望无助，生不如死，度日如年，很多患者有轻生的念头。由于患者思维逻辑正常，实施自杀的成功率也较高。自杀是抑郁症最危险的症状之一，抑郁症患者的自杀率比一般人群高20倍。社会自杀人群中可能有一半以上是抑郁症患者。有些不明原因的自杀者可能生前已患有严重的抑郁症。

（2）思维行动缓慢。联想困难，思考能力下降，言语减少，语音低沉，行动缓慢。患者常常脑子不好使了，变笨了，重者自觉应付日常活动困难，无力学习、工作，不能料理家务，甚至亲情淡漠。

（3）自责自罪。自我评价过低，对自己事事不满意，经常自责，将自己的一些小疏忽、小毛病都说成是滔天大罪，甚至认为自己罪该万死，活着毫无价值。

（4）明显的生理变化。患者常常出现食欲减退，体重下降；睡眠障碍，表现为入睡困难，严重失眠，噩梦易醒，或是睡眠过度；性欲明显减低或丧失，感到非常痛苦。

（5）伴随症状。由于患者常常不愿承认自己的抑郁状态，注意力往往转移于自身机体带来的某些变化，如全身不适、腰酸背痛、消化不良、便秘、腹泻，或全身不定部位的疼痛。经常会因突出的躯体症状而掩盖了抑郁症状，造成误诊。最突出的症状是心悸、心慌、出汗、发麻、尿频尿急等。有的患者总觉得胸前不适，难以忍受，担心自己患了“心脏病”，惶惶不可终日，紧张害怕，坐卧不安，度日如年。由此患者可产生疑病观念，进一步加重了抑郁情绪。

目前常用的、简单的临床诊断标准是：以情绪低落为主要特征，表现为闷闷不乐或悲伤欲绝，且持续2周以上，另外伴有下列症状中的4项：

（1）对日常生活失去兴趣，无愉快感。

（2）精力明显减退，无原因的持续疲乏感。

（3）精神运动性迟滞或激越。

（4）自我评价过低，或自责，或有内疚感。

（5）联想困难，自觉思考能力显著下降。

（6）失眠、早醒或睡眠过多。

（7）食欲不振，体重明显减轻。

（8）性欲明显减退。

（9）反复出现想死念头、自杀。

另外值得注意的是，抑郁症的诊断实际上是很严格的，在专科医院有一套严格的诊断、量化标准；而普通读者的专业知识是有限的，决不能自己给自己下诊断，否则可导致不是“偏左”就是“偏右”的结果。可能出现的不是抑郁症而自认为是抑郁症，从此一发不可收拾；或是把躯体疾病所带来的不适误认为是抑郁症所致，而耽误了正规的疾病诊治。所以当出现前文所说的一些症状时，一定要去正规医院就医，决不能自己乱下诊断。

4.“心病”与心脏病的关系

心脏是血液循环系统的中枢，是维持人体生命活动所必需的器官。一旦心脏完全停跳超过 5 分钟，患者必死无疑。从数量上讲，肺脏、肾脏等器官有两个，而心脏仅有一个；从可替代性上讲，胆囊可以切除、脾脏可以摘除，心脏是绝对不能缺少的。由此可见心脏对于生命的重要性。因此在各种人类文明中，心脏往往是生命的象征，长期以来，人们以心脏是否跳动作为判断患者是否死亡的标准。在常人眼里，心脏是重要的、神圣的。心脏如此重要，一旦心脏有病，那还了得？他们往往最担心自己心脏有病，所以“心病”患者中最常见的情况就是怀疑自己患有心脏病。

5. 心脏病可以导致“心病”

“心病”和心脏病有着密切的关系。心脏病是可以引起“心病”，即心血管疾病可以引起或加重抑郁。芬兰一项由8000例患者参加的大型流行病学调查发现，心血管疾病与抑郁的发生有密切关系。不同心血管疾病患者其抑郁情绪发生率均明显增高：心肌梗死患者中的45%，冠心病患者中的40%，高血压患者中的20%有不同程度的焦虑或抑郁。另一国外文献报道冠心病患者的抑郁发生率为45%左右，其中轻度抑郁为30%，重度抑郁为15%～30%。国内白求恩医科大学附属医院对98例冠心病患者进行情绪障碍调查，显示80%以上的患者有不同程度的抑郁。以上这些数据均提示心脏病是可以引起“心病”的。

总而言之，心脏病患者往往会导致患者的活动能力或潜力的下降，此时患者若不调整好自己的心态，积极适应新的社会角色，就极易被“心病”所困扰。

当然，还有一种情况，就是患者得心脏病后，疾病本身可能对患者影响并不大，但由于患者对自身健康状况过于关注，过于担心，而患上了“心病”，导致社会活动能力的减弱。曾有这样一位男士，是个50岁出头的厂长，得过一次面积较小的下壁心肌梗死，就医比较及时，并对堵塞的血管进行了及时的处理，恢复了冠状动脉血流供应。一般来说，这种心肌梗死只要坚持服药、注意适量锻炼，不会对患者的日常生活产生较大的影响。而这位厂长倒是坚持服药，可是老担心自己有病，怕心肌梗死复发，一天到晚神情恍惚，觉得自己不久于人世，一活动就会出事。这样下去厂长自然是干不了了。上级出于照顾，给他安排了调研员的工作，退居二线。可他自己不知从哪儿看的书，说活动易于诱发心肌梗死，干了1个月调研员也不敢干了，要求回家休息。休息就休息吧，可他在家是一动不动，成天“卧病在床”，担心一动就出事。最后又担心便秘，干脆连饭都改吃流食。这样下去半年，身体变得弱不禁风，越来越虚弱，体重由原先的80千克下降到50千克。后来老伴找到门诊，讲述过程中一直在哭诉。医生对家属进行了耐心的解释，告诉他们患者所得的心肌梗死只要积极治疗，并不影响日后的正常生活。患者必须起床，保持适量运动，尽量恢复正常生活。后来医生专门上门对患者进行耐心的教育、随访。结果，在医生和家属的共同努力下，患者慢慢恢复了正常生活起居，进行了一段时间的锻炼，现在又重新恢复了工作，负责厂里的工会事务，体重也恢复到了 70 千克。

6. **“心病”可导致心脏病**

“心病”，即焦虑抑郁也可以诱发、加重心脏病。长期的抑郁、精神应激可以引起或加重冠心病患者的心肌缺血。在国外，Barefoot 等专家曾经做过一项试验，经过长达数年的随访，发现抑郁可以诱发心肌梗死，伴发抑郁的冠心病患者比没有抑郁的冠心病患者长期死亡率增加 84%。美国波士顿学者通过抑郁评分表研究了症状性抑郁和冠心病危险性的关系。他们的研究共选了 1305 例患者，经过长达 7 年的随访后，发现重度抑郁患者发生冠心病事件的危险性增加。研究还发现，抑郁的评分值与心绞痛和冠心病事件的发生呈现出明显的相关性。

另外，抑郁患者往往自我夸大病情及其预后，认为自己得的是不治之症，尤其是重度抑郁患者，往往对一切事物提不起兴趣，配合治疗的主动性、康复治疗的顺从性大为下降，这自然会加重疾病的进程。比如心肌梗死患者通过正规治疗，完全可以很好地再活二三十年；可有些伴有抑郁症的心肌梗死患者自暴自弃，过分夸大自己的病情，认为自己不久于人世，该大吃大喝的照样大吃大喝、该抽烟的照样抽烟，药也不按时吃，什么血糖、血压也不管。结果呢，病情自然是越来越重。而患者还意识不到病情的加重与自己的行为有关，更加不管不顾，结果可想而知。因此，要想战胜心脏病，战胜自身的抑郁是前提条件之一。

7.“心病”的预防——乐观豁达的心态

如前文所说，“心病”是我们每个人在日常生活中都可能碰到的。如何防止“心病”，避免抑郁症的发生发展，专家认为培养豁达的人生观是最有效的方法。要学会控制自己的情绪，学会面对自己，面对困难，面对失败，面对浮躁与急功近利，要有好心态。人的一生没有一帆风顺的，“风水轮流转”、“三十年河东、三十年河西”、“月有阴晴圆缺，人有悲欢离合”，说的都是这个道理。如果没有乐观平和的心态，面对疾病、困难、挫折的时候，心里就会失去平衡，总认为上天不公，一天到晚唉声叹气，疑神疑鬼，最终陷入抑郁的困境。

另外，无论患有何种病症，一定要以积极的态度去面对，积极配合医师去治疗，这样不仅能取得战胜疾病的胜利，也不易陷入抑郁的苦海。北京为抗癌明星做过总结，本来这些患者按常规推测只能再活半年到一年，结果活十几年都大有人在。医生很奇怪，怎么这么重的患者还活得那么好呢？原因是他们每天都坚持在公园活动，高高兴兴地聊天跳舞，成立“抗癌俱乐部”，充满信心和希望，没有一个人说是用好药来延长自己寿命的。个个都说，我心情很愉快，充满信心，我对未来充满希望，我一点也不害怕，我们大家心里过得很快活。这些抗癌明星能对抗疾病、延年益寿有两条重要因素：第一条，他们全都心态良好，心理平衡，有对抗疾病的坚定信念；第二条，他们都有一个和睦的家庭，有一个强大的社会支柱。他们以积极乐观的态度迎接疾病，不仅有效地防止了患病后抑郁的发生，对治疗疾病也有好处。

8. 对付抑郁症的长期策略

生理因素和心理因素导致并促进情绪低落，多种因素相累加，会产生惊人的效果，譬如压力，它就像麦秸一样，太重了会将骆驼脊背压断的。因此，对付抑郁症需要长期的策略。

（1）培养良好的生活习惯。培养规律良好的生活习惯是最必要的，早睡早起，使身心都处于一种积极愉快的状态。注意避免那些可能影响心情的基本生理因素。如果睡眠不佳，食欲不振，听任自己处于不良的生理状态，就很容易出现低落情绪。失眠可以是抑郁的后果，反过来又可使抑郁产生。在平常就应该养成良好的睡眠习惯，以免失眠带来坏心情。

避免过量饮酒。酒精能暂时使你逃避问题和烦恼，但解决不了实际问题，可能会带来更深的抑郁，借酒浇愁是愚蠢的。“人生不满百，何怀千岁忧”，以愉悦的心情面对每一天，没有过不去的河，凡事都要抱着积极乐观的态度，因为办法总比问题多。

（2）阳光及运动。多接受阳光，阳光中的紫外线可或多或少改善一个人的心情；多活动身体，可使心情得到意想不到的放松。运动能防止抑郁症的发作，有助于增强体力。它也能较快地提高情绪，在短时间内缓冲抑郁。

（3）明确价值观。如果你很容易抑郁，应该检查一下你的价值观和生活目标。反复出现低落情绪的一个重要原因可能是实际做的事情同真正看重的事情不相称。这种不相称本身并没有明确表现出来，都表现为笼统的抑郁情绪。

（4）欢乐一点。易感抑郁的人往往比较善良，关照他人比较多，往往贬低自己，总是把别人的需要放在第一位，而不给自己留下一点点时间和空间。无论工作如何繁忙，适当轻松减压是必要的，做一点能使自己高兴的事情，眼前的欢乐能预防未来的抑郁。轻松起来，不要把什么事情都看得那么严重，你会很惊奇地发现你快乐了许多。

（5）留有余地。世上没有一帆风顺的事情，生活中似乎总充满各种各样问题。如果将注意力集中在某一件事情上，人就会变得非常脆弱。充实自己的生活，避免这种片面的依赖性，工作、家庭、朋友、爱好缺一不可，可以从多方面获得安慰和支持。每天的计划不能定得太高，留有余地，以便能顺利完成。

(6) 建立可靠的人际关系。良好的人际关系是维持心理健康和避免抑郁的重要条件，结交更多更好的朋友，培养更多的生活情趣，使心理处于灵动和开放的良好状态。当生活事件发生时，身边有值得信赖的人，能给予有效的感情支持，是防止抑郁的保证。

最后，我们将以下的话作为本文的结尾：

作为忙碌紧张的现代人，我们不遗余力地追求物质的丰富，却常常疏于心灵的关爱，内心的抑郁带来生理的不适，如若任其蔓延网住我们的心灵，我们的健康必将萎缩，美好的人生从此消失。拒绝抑郁，打开心灵的窗户，让健康的心理带给我们阳光明媚的日子！实现全面的身心健康！

第四节　心脏病的康复

心脏康复是心脏病的一级预防、二级预防和三级预防的重要组成部分。治疗心脏病要注意这三点，平时如若要预防心脏病可以从饮食方面可以做调节，俗话说“病从口入”，另外还可以适当的做些运动，结合科学用药，三者结合效果更好。科学的应用多种协同的、有目的的各种干预措施，包括康复评估、运动训练、指导饮食、指导生活习惯、规律服药、定期监测各项指标和接受健康教育等，可以使患者改善生活质量，回归正常社会生活，并预防心血管事件的发生。

一、心脏康复

世界卫生组织将心脏康复锻炼定义为：尽可能确保心脏病患

者拥有良好的身体、精神，社会生活状况所必需的行动总和。

二、心脏康复锻炼的目的

（1）调整身体和精神的不适应，使患者恢复到最佳生理、心理状态，使之早日康复出院。

（2）防止冠心病或有高度易患因素的患者动脉粥样硬化的进展，预防疾病再复发。

（3）减少冠心病猝死或再梗死的危险性，并缓解心绞痛。心脏康复的最终目的是，尽量延长患者的寿命，并恢复患者的活动和工作能力，提高生活质量。

三、心脏康复锻炼的主要内容

运动疗法，冠心病危险因素的预防，饮食、服药、日常生活指导及心理护理等，参与此工作的有医生、护士、体疗师、营养师、药剂师、临检技师和心理医生等，但接触患者最多和任务最重的是护士。

四、心脏康复训练的四个阶段划分

1. 第一阶段——住院期

第一阶段是为住院患者设计的。急性心肌梗死发病后或心脏手术后住院阶段，主要康复内容为低水平体力活动和教育，一般为1～2周。患者在急性病况接受治疗稳定下来之后，就能开始康复计划。其中，患者主要是进行无需太费力的活动，比如从床上坐起来，进行一系列的关节旋转运动和简单的生活自理，然后循序渐进，从走路到有限量的上楼梯，以及做些简单的家务活动。

第一阶段预期要达到的康复标准包括：

（1）避免长期卧床而引起的一些状况，诸如体力降低，关节

僵硬，直立性低血压和腿静脉栓塞。

(2) 改善心理状态，增强信心，自我感觉良好。

(3) 减少致残，使体力恢复到病前水平，早日恢复工作。

(4) 缩短住院时间。

2. **第二阶段——恢复期**

第二阶段的心脏康复治疗，始于患者出院以后并且通过一套门诊方案来完成。主要康复内容为逐渐增加体力活动，继续接受卫生宣教，以取得最佳疗效。一般情况下，这套方案可持续2周到12周，在有专门康复医疗设备的医院进行。在此期间，患者在心脏康复小组成员的密切监视下逐渐增加他们的活动量。小组成员会提供一些可以在家中安全进行的运动方式给患者，比如走路、柔体体操，并提供生活方式教育，注意健康饮食，以降低胆固醇，戒烟等。通过心理咨询树立信心，减少焦虑和压抑，恢复性生活。正确服药来延长寿命也是重要一环。第二阶段预期要达到的标准是：

(1) 有效控制心绞痛和相关症状。

(2) 患者具备理解和实施康复程序的能力。

(3) 愿意接受为控制体重、血脂和高血压所推荐的饮食和运动方案。

(4) 调整因心脏病出现的不正常心理状态。

3. **第三阶段——持续发展维持期**

第三阶段是康复二阶段后的继续康复程序，可在家庭或社区进行。将患者依临床情况分低危、中危、高危3个组别。其中，中、高度危险组列为必须监护和防止在康复过程中发生意外的重点对象，本期持续4~12个月不等。这是个需要长期维持的计划，一个可持续终生的方案。患者需要发展各自的运动常规习惯。此期要求增加心功能容量，运动强度达到要求。运动类型还是以有氧运动为主，包括行走、慢跑、游泳等以改善肌力和耐力，同时也应避免竞技性的比赛活动。患者应该每3个月到6个月对运动、饮食、血脂、体重等其他危险因素、药物治疗跟医生做一次复诊评估。

4. **第四阶段——维持期**

维持期坚持冠心病的二级预防，进行合适的体育锻炼，是维持期康复疗效的主要内容。

五、急性心肌梗死患者的康复锻炼

对于急性心肌梗死患者的康复锻炼和护理，应分为急性期、恢复期和维持期3部分进行。

1. **急性期**

急性期是指从心肌梗死发作被送入CCU开始，直到出院为止。此期护理要点主要有：

（1）介绍心脏康复锻炼的重要性，同患者建立信任关系。

（2）告之心肌梗死发生的原因、症状和使用药物的剂量及效果。

（3）急性期的康复锻炼由于可发生心肌再梗死和心功能不全，因而要慎重。锻炼最好在床边进行，并由护士指导患者掌握自我管理的方法。住院后2～3周内尽量鼓励患者下床活动，给予适当运动负荷锻炼，但必须有医生、护士和临床检验技师参加。

运动负荷试验时，要观察以下5个项目。

（1）自觉症状方面，有无胸痛、呼吸困难、眩晕发生。

（2）心率。不超过120次/分或不超过以前心率40次/分。

（3）收缩期血压。血压上升不大于3.99千帕以上或不降低1.33千帕以上。

（4）心电图。ST段降低小于0.2毫伏或心肌梗死部位ST段

无显著上升。

(5) 无严重心律失常。运动负荷时心电图变化由医生观察，但不论患者有无自觉症状都应行心电图监测。护理工作的重点是观察患者有无胸痛、心慌、呼吸困难、出冷汗和疲劳等。有上述症状应立即停止运动，并作12导联心电图。另外在运动前后，护士应监测患者的生命体征。急性期早期患者的主要护理问题是排泄问题。应指导患者养成定时排泄的生活习惯，排泄时应有人守护，严密观察病情变化。对日常生活能力（ADL）低下者更应加强护理。

2. **恢复期**

从出院后在家治疗到参加工作的时期为恢复期。出院时患者最担心的是心肌再发生梗死。护理要点是：

(1) 指导患者制定日常生活计划，掌握运动程度，注意有无胸痛、心悸、出冷汗等症状。

(2) 注意饮食，禁烟。

(3) 告之易引起心肌梗死的危险因素，并加以预防。

(4) 告诉患者按医嘱服药，并说明口服药的作用。

(5) 讲解出院后日常生活中应注意的事项等。

3. **维持期**

从参加工作到精神、身体都保持良好状态的过程称为维持时期。这一时期主要是提高患者自我管理能力。护士主要是指导患者进行适当的体育锻炼。此期应进行运动疗法，同时消除冠心病的危险因素，特别是要告诉患者依据自我监测脉搏来指导运动量。

六、心功能不全患者的心脏康复锻炼

1. **适应证**

适于陈旧性心肌梗死和扩张性心肌病的患者。按NYHA心功能分类，心功能Ⅰ级是最佳适应证，Ⅱ、Ⅲ级可适当锻炼，安静时也表现有心衰症状的Ⅳ级是禁忌址。

2. **禁忌证**

（1）不稳定心绞痛或心肌梗死发病近期。

（2）不易控制的高血压（收缩压 29.26 千帕以上或舒张压 15.96 千帕以上）。

（3）中度以上主动脉瓣狭窄，主动脉夹层分离。

（4）淤血性心功能不全。

（5）严重心律失常（不易控制的期前收缩、室上性心动过速、Ⅲ传导阻滞）。

（6）心率快（100 次/分以上）。

（7）活动性心肌炎、心内膜炎、心包炎。

（8）有新的栓塞和血栓性静脉炎。

（9）不易控制的糖尿病。

（10）急性全身性疾病和发热、下肢阻塞性动脉硬化等。

3. **运动强度和频率**

在实施运动疗法时运动强度非常重要。强度小，效果不好；强度过大，可引起心功能不全恶化。在欧美，运动强度是根据血气分析的氧最大消耗量施行，通常耗氧量在 60%～70%，但有报道耗氧量在 50%以下的低强度运动也可取得较好效果。还有的报道用缺氧代谢阈值（anaerobic threshold，AT）来决定慢性心功能不全者的运动疗法强度，此法具有安全和疗效好的双重优点，值得提倡。关于运动频率，最好每周 2～3 次，隔天进行。

4. **方法**

运动可达到提高有氧运动能力的目的，可行踏板或自行车测力计持续运动，每次 30 分钟左右，并行局部的低强度肌力伸展强化运动。运动时观察指标有：心率、血压、心电、有无心律失常、自觉症状等，其中最主要的是监测脉搏。按缺氧代谢阈值运动可减轻心脏负担，但要注意有无心肌局部缺血和严重心律失常。

5. **护士对患者的教育和指导**

运动疗法可使收缩压下降，中性脂肪、皮下脂肪减少，但运动疗法应随饮食治疗和行动疗法同时进行，以提高药物治疗效果，改善身体状况。护士应根据心功能不全患者的病情、身体状况和运动能力，因人而异地指导康复锻炼。

七、心脏术后的心脏康复锻炼

1. **术前护理**

主要是介绍手术的必要性、手术方法和术后各种引流插管可能引起的不适感，并告之术后心脏康复锻炼的重要意义，取得患者的信任和配合。

2. **术后康复锻炼**

（1）一般是从床上开始锻炼，术后 3 天可围床行走，4～6 天可在病房内步行。

（2）在病房内或走廊步行时，护士应教会患者监测脉搏的方法，并指导其在步行前后测量。一般运动量时脉搏以不增加20 次/分以上为宜。

（3）运动量根据患者状况而定，如病情允许，可在走廊行走一圈（75 米），大约用 1 分钟完成，逐渐步行距离增加到每天 5 圈（375 米），然后指导患者适当做体操或边吸氧边轻度运动。

3. **出院后康复锻炼**

（1）对患者进行日常生活指导，如服药的方法及副作用的观察，预防心肌梗死危险的措施，对今后生活的设计等。

（2）告之冠心病发作的表现和急救的处置办法。

（3）避免使心脏负荷增加和血压急剧上升的活动。例如冠状动脉搭桥患者出院后1个月左右不要做抱小孩等增加尺神经张力的家务，告诉患者入浴、排泄的注意事项。

（4）日常生活应以监测脉搏为指导，避免剧烈运动等。

虽然心脏康复锻炼已取得一些成就，但需要强调的是心脏康复锻炼应根据每个患者的具体特点，因人而异设计个体化的锻炼计划，循序渐进、严密观察，才能取得良好的效果。

（高春华，吴高章，乔向亮）

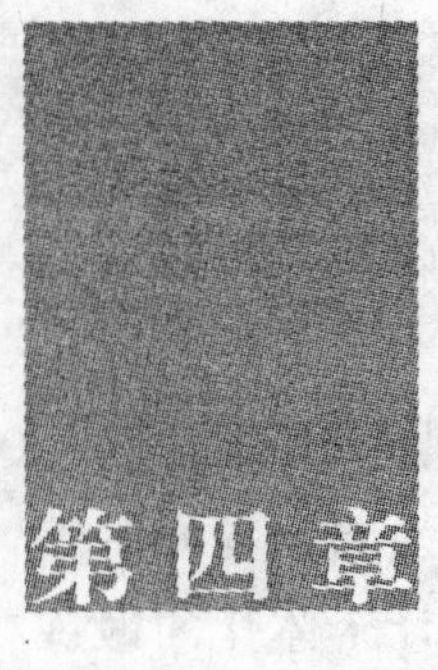

第四章 脑血管病的防治

第一节 脑血管病基本知识

一、究竟什么是脑血管病

脑血管病是指由各种原因引起的脑动脉系统与静脉系统发生病理改变所造成的疾病。它是一种危害人民健康，威胁生命，影响劳动力的常见病和多发病。

在这类疾病中，以脑动脉系统疾病最常见，且好发生于 40 岁以上的中老年人，其病情特点是发病急、变化快、病情重、危险性大。由于脑的血液循环障碍直接影响脑组织，致使脑细胞发生功能紊乱或不可逆性病变。患者常出现头痛、头晕、呕吐、意识障碍，严重时可出现失语、偏瘫、大小便失控等症状和体征，重者可致死亡。

脑血管发生这种意外的病变与高血压有着直接或间接的联系。长期的血压升高是导致脑动脉的血管变薄、变脆，最终破裂的主要原因，同时又是造成脑动脉硬化、堵塞血管或斑块脱落、梗阻血管的罪魁祸首。

脑血管病是一种严重危害人民健康的疾病，对中老年人危害性更大。脑血管病具有发病率、死亡率、复发率和病残率高的特点。据流行病学调查，我国的脑血管发病率居高不下，并且随着老龄化社会的到来，其发病率有进一步升高的趋势。我国每年新发脑血管病例大于 200 万，因脑血管病而死亡人数每年超过 150 万。目前，全国脑血管病患者有 600 万～700 万，其中 2/3 留有不同程度的残疾，需要照顾。每年因脑血管病造成经济损失高达 2000 亿元。因此，脑血管病给患者带来了难言的痛苦，给其家庭带来了沉重的经济和心理压力。

二、脑血管病的发病和流行情况如何

脑血管病在世界和我国都属于三大死亡原因之一，具有发病率高、致残率高和病死率高的“三高”特点。在西方发达国家中，脑血管病居各种死因的第 2～3 位，日本在 1982 年前占死因第一位，1982 年后占第二位。在美国、加拿大等国占死因第三位。据 1979 年资料，我国 14 个城市脑血管疾病病死率中，武汉、西安、天津、南京、北京均占总死亡的 25％以上，天津、河北省正定县、福建、台湾等脑血管病占死因第一位，北京、上海占第二位。据不完全统计，我国脑血管病的年发病约为 130 万～300 万人，而每年约 60 万～100 万人死于脑血管病。全国 22 省市农村普查，脑血管病占总死因的 15％，占神经系统疾病发病和死亡总数的 38％和 74％。

据国外统计资料，脑血管病以缺血性为多见，脑梗死占 59.2％～85％，脑出血除日本外，一般在 20％以下。我国 1984 年农村调查：新发完全性脑血管病 280 例，蛛网膜下腔出血占 3.9％，脑出血占 44.6％，脑梗死占 46.4％，脑栓塞占 2.5％，难以分型者占 2.9％。从上述资料可以看出，我国与国外情况不同，脑梗死虽然发病率较多见，但脑出血所占比例为 44.6％，显然比国外高。

据统计，我国每年约有 100 万人发生脑血管疾病，加上其他脑部疾病所致的偏瘫患者，估计至少有 200 万人。

三、脑血管病有哪些信号

脑血管病患者一般会出现下列 5 种症状，如果周围人发现，应立即联系急救人员，周围人不要来回转动患者头部，松开患者衣裤，使患者去枕平卧。

（1）身体一侧或双侧、上肢、下肢或面部出现无力、麻木或瘫痪。

（2）单眼或双眼突发视物模糊，或视力下降，或视物成双。

（3）言语表达困难或理解困难。

（4）头晕目眩、失去平衡，或无任何意外摔倒。或步态不稳。

（5）头痛（通常是严重且突然发作）或头痛的方式意外改变。

四、脑血管病有哪“两门六族”

由于脑血管病发生突然、变化迅速，故谓之为“脑卒中”。脑血管病可分为缺血性与出血性两类，称之为“两门”。缺血性的包括脑梗死、腔隙性脑梗死、短暂性脑缺血发作（俗称小卒中）和脑栓塞；出血性包括脑出血和蛛网膜下腔出血，称之为“六族”。

常见的血管病有以下几种：

（1）动脉粥样硬化性脑梗死。动脉粥样硬化性脑梗死。也称为脑血栓形成。表现为在休息或夜间睡眠中发病，可以有肢体活动不灵活，或言语不清，或感觉麻木等先兆症状，也可能无任何预兆。

（2）腔隙性脑梗死。它是脑血管病的新成员，在 CT 问世之前很难确诊，其主要特点是病变多而小。病理基础是在高血压和动脉硬化的基础上，脑深部的微小动脉发生闭塞，引起脑组织发生缺血性病变。症状轻微为其又一特点，一般人仅有注意力不集中和记忆力下降等表现。

（3）短暂性脑缺血发作。其病因与脑动脉硬化有关，是脑组织短暂性、缺血性、局灶性损害所致的功能障碍。它多发生在有动脉硬化或高血压病史的老年人身上，主要表现是手中物品突然落地、单瘫、偏瘫、单眼视力障碍、眩晕、耳鸣及吞咽困难等，但均很快消失，持续数分钟至 1 小时，最长不超过 24 小时。短暂性脑缺血发作虽然病情轻，发作时间短，却常是脑血栓和脑出血的先兆，一旦发现，不可忽视，应及早就医，认真治疗。

（4）脑栓塞。该病的特点是起病急，发病后常有头痛、呕吐、神志不清等。根据堵塞的部位和受损的范围可出现相应的神经功能障碍，如面瘫、失语、偏瘫等。患者常有风湿性心脏病、心肌梗死、慢性心房颤动以及动脉粥样硬化等病史。

（5）脑出血。长期的血压增高使动脉血管壁变薄，血管的结构变性、坏死，从而在高压下突然破裂出血。由于出血的部位和出血量不同，出现的症状也不同，发病突然，血压很高，有头痛、头晕、呕吐、偏瘫、失语、感觉障碍和昏迷的表现，严重的很快进入昏迷状态。

（6）蛛网膜下腔出血。蛛网膜下腔出血是脑部表面血管破裂，血液流入蛛网膜下腔而造成的脑血管意外病发，发病极其急骤，以突然剧烈头痛、恶心、喷射状呕吐为主要特征，可有昏迷出现。在不同的年龄中引起的原因也不同，中青年主要病因是先天性动脉瘤或血管畸形，而老年人则主要为高血压和动脉硬化引起的。

五、小卒中是个大问题

小卒中（无症状性卒中）是卒中最常见的类型。近年来的研

究明确显示，无症状性卒中是导致大卒中、其他血管事件及痴呆的重要因素。早期预防无症状性卒中应该受到公众的高度重视。

世界卫生组织2006年12月发布的全世界脑血管病死亡地图显示，中国是全世界脑血管病死亡率最高的地方。全国每年有150万人死于脑血管病，北京居民有27%死于脑血管病。

脑卒中并不是老年人的专利，在每个年龄段都有脑血管病发病的病例。绝大多数病人都是从小病状到大病状，从轻微卒中到最后死亡。

六、何谓腔隙性脑梗死

腔隙性脑梗死是由大脑半球深部和脑干等部位，直径为100～400毫米的深部小动脉梗死引起的一种特殊类型的微梗死。局部脑组织缺血、坏死、液化，被吞噬细胞移走而形成了腔隙，梗死灶直径多在0.2～15.0毫米之间。国外有统计资料显示，腔隙性脑梗死约占整个脑血管病的25%。这些小动脉闭塞后，可引起多个大小不同的脑软化灶，最后形成大大小小的腔隙。因梗死的血管不同，常表现不同的神经系统症状，临床上最常见的是头痛、头晕、失眠、健忘、肢体麻木、动作失调、发音困难——手笨拙综合征，严生时可发生痴呆、偏瘫、失语等。这种病是一种严重危害中老年人身体健康的疾病。过去单纯依靠神经系统检查以及脑电图、脑血管造影和脑脊液检查，临床无法确诊。近年来，随着CT和磁共振的广泛应用，使腔隙性脑梗死的诊断率大大提高。

腔隙梗死在CT上的显影，多数为低密度灶，但早期一般不易检出，CT扫描诊断的最好时期是发病后1～2周内。

磁共振在诊断腔隙性脑梗死方面明显优于CT，磁共振空间分辨力强，组织对比度好，且可三维显像，特别是敏感度高的磁共振诊断腔隙性脑梗死几乎可达100%，尤其是诊断脑干的梗死。腔隙灶的数量不一，可为1个、2个，也可达8个、9个，甚至更多。两侧半球腔隙梗死灶可极不一致，常一侧多于另一侧。

脑腔隙梗死因出现部位不同，有多种临床表现，比如主要临床表现为一侧面部和上、下肢无力呈不完全或完全性瘫痪的纯运动性脑血管病；以一侧面部、上肢和下肢的麻木为主要临床表现的纯感觉性脑血管病；以一侧上、下肢轻微瘫痪及失调为临床特点的共济失调轻偏瘫；有中等度至重症构音障碍及一侧手精细运动不灵的构音障碍—手笨拙综合征等等。

诊断中应注意有些病例仅在CT或磁共振见到了梗死灶，多数是腔隙性梗死灶，但过去无脑血管病症状，目前也无瘫痪、感觉异常等神经系统定位体征，这类梗死称无症状性脑梗死，而不诊断为腔隙性脑梗死。

七、腔隙性脑梗死会出现哪些症状

腔隙性脑梗死的临床表现取决于病变的部位，可谓多种多样，并且有相当一部分患者没有临床症状，仅在影像学检查时被发现。临床上较有特点且较为常见的有以下几个类型：①纯运动性脑血管病：最常见，约占60%，患者以肢体乏力、行走不正等运动障碍为主要表现。②纯感觉性脑血管病：约占10%，以偏身感觉障碍为主要表现，而手、脚活动不受影响。③构音障碍—手笨拙综合征：约占20%表现为言语不清，手的精细动作欠灵活，口角、伸舌偏斜等。④共济失调性轻偏瘫：表现为一侧下肢无力比上肢重，或步态蹒跚如醉酒样。因为腔隙性脑梗死的临床表现轻，持续的时间较短，常常被患者及家人忽视而不就诊。

八、哪些检查可以明确腔隙性脑梗死

患腔隙性脑梗死或者怀疑患腔隙性脑梗死的患者，为了治疗和预防以后再发，应该做些检查。除了常规的血脂、血糖、肾功能等外，可以检查颅脑 CT 和磁共振。另外，还可以通过颈部血管彩超和经颅多普勒超声等检查，以明确颈内动脉系统情况，协助诊断。比如，颈部动脉是否存在粥样硬化斑块，血流速度是否有改变，是否存在血管狭窄等等。在此基础上，有条件的可以进行血管介入造影检查。这些检查对制订以后的预防措施很有帮助。

九、腔隙性脑梗死需要治疗吗

由于腔隙性脑梗死早期临床症状轻，患者自己往往不重视。然而，如果脑内逐渐出现广泛多灶性腔隙梗死，使脑血流量减少，脑组织缺血缺氧，会形成广泛性的小软化灶，导致智能减退。病情继续加重，呈阶梯式进展，便会发展为智能衰退。这就是通常所说的因脑血管性病变造成的继发性痴呆。所以，一旦出现腔隙性脑梗死症状或已确诊者，应积极治疗，控制病情发展，预防脑血管痴呆的发生。

积极的治疗包括：①坚持服药，可用抗血小板聚集、扩血管等药物。②控制有关疾病，如高血压、血脂异常、糖尿病、心脏病等。③养成良好的生活习惯，如锻炼身体，戒烟酒，多食营养丰富、维生素含量多的食物等。

十、何谓无症状性脑梗死

人们对无症状性脑梗死早就有所了解，只不过以前只能靠尸体解剖来诊断。它是指既往没有脑血管病史，也没有任何神经系统定位体征，如偏瘫、失语等，死后尸体解剖在脑子内见到了梗死病灶。近年来随着 CT、MRI 等神经影像学检查的普遍应用，已经能在活的人体上检出病灶，因此现在就能在生前诊断无症状性脑梗死了。

无症状脑梗死迄今尚无统一的诊断标准，一般认为高龄者，见到了与病史及神经系统体征无关的CT或磁共振上的梗死灶，即为无症状脑梗死。换句话说，自觉有眩晕、头沉、头痛的患者，诊断不了脑血管病，而做了CT或磁共振检查见到了梗死灶都可以称作无症状性脑梗死，也有人一侧有症状，在与症状无关的部位也检出了梗死灶，也是无症状性脑梗死。

据统计，随年龄增长无症状性脑梗死发生有增加趋势，50岁以下几乎不发生，51～59岁者占5%～6%，60～69岁可达20%，70岁以上高达33%，在脑血管病高发组则更多，同时有三种以上危险因素的存在者，比如高血压、糖尿病再加上吸烟者，几乎100%在磁共振上可见到无症状性脑梗死灶。男性明显多于女性。

十一、有些脑梗死为何会无症状

有些人在做头颅CT或磁共振成像检查后，被告知有脑梗死。但当时无丝毫脑梗死的相应表现，亦未能回忆起有过任何脑梗死的症状。

为什么发生了脑梗死，却无任何表现呢？主要是这些脑梗死比较小，而且又位于脑的静区。当人得知患有无症状性脑梗死后，应该正确认识，也就是既不必惊慌，又必须认真对待。不必惊慌，主要是指这个脑梗死是过去就存在的，而且对您也没有任何损害。为了防患于未然，无症状脑梗死的患者应该进行一次正规和全面的医学检查，仔细寻找一下引起脑梗死的危险因子，如高血压、血脂异常、高黏血症、动脉硬化、肥胖、血液学异常、高半胱氨酸血症、糖尿病或服避孕药等等，并针对危险因子进行干预和治疗。

十二、无症状性卒中患者人数众多

脑卒中在临床上可分为有症状性和无症状性两类。有症状性

脑卒中最常见的病状是一侧肢体无力或麻木，也就是偏瘫，也有人发病后直接昏迷。其他症状还包括眩晕、不能说话、不能吞咽、看东西不清楚、单眼视力下降或失明。

无症状性脑卒中也叫小卒中，其发病率是有症状性卒中的 5 倍。小卒中可以影响人的思维、情绪和人格。

目前，我国有症状性卒中患者约有 950 万，无症状性卒中患者约有 3750 万。如果年龄超过 45 岁，有十分之一的人会有无症状性卒中。也就是说做磁共振或 CT 的时候，每 10 个人会发现有一个人得过脑血管病，但是他自己没有主观症状。

十三、小卒中多为一过性症状

虽说小卒中叫做无症状性脑卒中，但其实是有症状的，只不过不典型，不容易被人觉察而已。如出现以下这些症状应引起高度注意。

（1）一过性头晕，一般晕 10 分钟就会好了。

（2）一过性头痛。

（3）一过性视物不清，尤其是单眼视物不清。

（4）一过性语言不利。突然找不到正确的词语表达，或者是讲话的时候出现一过性逻辑错误，但不像有症状性卒中患者那样说不出话来。

（5）一过性肢体麻木。

从影像学上来看，无症状性脑血管病的常见类型有三种：第一，腔隙性梗死（腔梗）。在解剖上，直径不会超过 15 毫米，不在关键部位，常常没有明显症状。无症状性脑血管病 80％都是腔梗引起的。第二，白质疏松。没有脑梗死，但有慢性缺血。第三，脑轻微出血。出血很小，一般没有症状，只有通过特殊检查才能发现。

十四、无症状性卒中有以下危害

(1) 小卒中预示着后面会有大的脑血管病，它是大病的“先遣队”，它预示着脑组织内已经有了不可逆转的脑血管损害。例如，出现无症状脑梗死后1～5年，总体死亡会增加1.8倍，出现大面积卒中的机会会增加1.6倍。

(2) 它会造成认知功能低下。血管性认知功能低下（血管认知障碍）患者先会出现记忆问题；然后出现定向问题，出门会走失，找不到方向感；更严重的会出现计算障碍问题；再严重就会出现面部认识障碍。

(3) 会出现血管性抑郁。有的老人总待在家里，闭门不出，总感觉自己没有精力；总感觉自己欠别人的，欠子女的，欠单位的。血管性抑郁的第一个表现是早醒。再之后是情绪低落，对各种人、各种事不感兴趣，感觉烦躁。这是血管性抑郁最典型的表现。

十五、出现小卒中怎么办

(1) 要到医院评估一下，看看未来发生脑卒中的风险到底有多大。要检查脑血管，看大血管是不是有尚未出现症状的脑血管损害。通常用颈动脉彩超、经颅多普勒超声进行无创检查即可。另外要检查有没有血管病的危险因素。

(2) 已经发生过无症状性卒中，预示着要进行二级预防，这时候要用预防药物。药物有两类，一是与危险因素控制有关的药物，比如有高血压的，要在医院的指导下服降压药；有糖尿病的，要吃降糖药。除此之外还要用抗血小板药，如阿司匹林。

(3) 到医院检查认知能力，看看记忆力及高级神经是否有障碍。

（高春华，蒋昊，钱进，曾庆岳）

第二节 脑血管病治疗的基本知识

一、治疗缺血性脑血管病的药物有哪些

缺血性脑血管病的治疗方法很多，药物多达几十种之多。

（1）溶解血栓的药物（如尿激酶等）。应用此类药如果能达到溶解栓子的目的是最为理想的，可是全身静脉用药时往往需要大剂量，有时会造成出血的危险性。现在多向患者推荐使用介入治疗，就是通过导管把药物直接注入梗死的部位来溶解栓子，但采取此治疗方法的前后都要做一次脑血管造影，这本身就有一定的危险性，何况介入治疗要求患者在得病后 6 小时内进行，有时往往已错过时机。

（2）血管扩张药（如双嘧达莫等）。过去认为只要药物能使脑血管扩张，便可以使血液从堵塞的血管中多流些过去。近年来却发现，扩张血管药非但做不到这一点，还会使病变部位的血液反流到健康的脑组织里去（此称为脑内盗血综合征），所以已不主张用此类药。

（3）改善微循环，扩充血容量的药物（如低分子右旋糖酐等）。目前此类药用得较多，但是有心脏病的患者应慎用，否则可能会引起心力衰竭。

（4）抗凝治疗（如低分子肝素等）。这类药物能防止血液凝固，但使用时要每天查凝血酶原时间和活动度，条件较差的医院无法进行。此外抗凝治疗也有出血的危险性。

（5）钙拮抗剂（如尼莫地平等）。这类药物可以防止钙离子从细胞外流入细胞内，起到轻微扩张脑血管，保护脑细胞，增加脑细胞利用氧和葡萄糖等作用。

（6）防止血小板凝聚的药（如阿司匹林等）。血小板的凝聚往往是脑梗死的开端，如果能有效地阻断血小板的凝聚，也许能防止血栓进一步形成。目前这类药物在世界上应用得十分广泛，但与其说是作为治疗药物还不如说是作为预防药物更为恰当，因为脑血管病的急性期使用这类药物效果并不理想。

（7）中药。中药的主要作用是活血化淤，现在在国内应用极其广泛，不仅有口服药，还有静脉注射和肌肉注射药，使用很方便。现在有些患者和家属认为中药安宫牛黄丸是脑血管病的“特效药”，但从安宫牛黄丸的成分来分析，药物具有退热、镇惊和开窍作用，对意识不清、高热和抽风的脑血管病有效，而对其他类型就不一定有效，所以还不能笼统地称其为“特效药”，应当根据脑血管病的辨证施治原则来用药。

二、为什么高血压性脑出血要慎用降压药

高血压性脑出血发病率、死亡率高，一周内死亡率达20%～30%。出血后持续的高血压是高死亡率和不良预后的重要因素，因此预防和治疗的关键是控制血压。

高血压性脑出血后，患者的血压会反射性增高，通常会大于患者既往的最高血压水平。一方面是由于机体原发的血压增加，是直接导致出血的病因基础；另一方面脑组织水肿引起颅内压增高和脑组织缺氧，使血压反射性增高。过高的血压使脑供血增多及动脉血管内压力与出血周围的脑组织压差增加，从而增加出血和水肿的程度，形成恶性循环。

从生理和病生理角度看，降低血压可减少血流压力，减轻出血速度和出血量。但过度降低血压又减少脑血液循环，会产生不良后果。脑出血时因红细胞比积及红细胞膜微黏度升高和血肿的占位效应、出血部位的分流和颅内压增加，如果过度强调降低血

压的处置，过快、过大降低血压，导致脑动脉灌注压下降，脑组织缺氧更为严重，加重脑水肿，甚至导致循环衰竭。

那么，对高血压性脑出血患者怎样去控制血压呢？国内外大量研究证实，应慎重掌握降压治疗指征和降压程度：如果血压不超过180/120毫米汞柱，不需要进行降压治疗。如果血压超过200/140毫米汞柱，最好及时降压治疗，但血压不宜过低，使血压控制在病前水平，或收缩压控制在160毫米汞柱，舒张压控制在100毫米汞柱为宜；降压治疗不能过于追求快速降压效应，或反复、大量甚至联合使用多种强效降压药物，一般不推荐使用强烈扩张血管的药物；降颅压、抗脑水肿治疗使用脱水、利尿剂的同时，必须严密观察血压、周围循环及水电解质平衡状况。因此，对高血压性脑出血患者应谨慎降压！

三、急性脑血管病为什么不宜急于降压

高血压是急性脑血管病的首要危险因素。有人统计，在脑血管病的病例中，有高血压病史者占76.5%，高血压发生脑血管病比正常血压者高6倍。脑血管病的发生和预后与高血压的程度及持续时间的久暂关系密切。

脑血管病患者血压较高时，需降压治疗。但绝不可骤降血压，这是因为，人体的动脉血压是血液流向各组织器官的动力，对保障各组织器官所需要的血流量，具有重要意义。若血压骤降，全身各组织器官的供血量都将不足，尤其是脑、心、肝、肾等重要器官，可因缺血缺氧而发生机能障碍，甚至造成严重后果。一般而言，收缩压只能降1/4～1/5，舒张压较低、脉压差过大者，不宜用降压药。

急性脑血管病的患者伴有高血压，传统的观点是立即给予降压治疗，使血压迅速恢复到正常范围，但现代医学的观点不主张

这样做。

有学者研究指出，老年急性脑血管病患者除本身原有高血压外，发病时血压升高，有相当多的是反射性引起的，是机体为保证大脑血流有效灌注的代偿性反应。因为脑血管病的急性期不论是脑出血，还是脑梗死，由于局部血液循环障碍造成脑水肿，导致颅内压升高，要保持大脑有效的血液供应，机体只有通过提高血压来实现。如果在脑血管病的急性期过早地、大幅度地降低血压，势必会减少病变脑组织的血液供应，使出血或梗死灶范围进一步扩大，加重病情。

一般来说，反射性高血压经使用呋塞米、甘露醇等脱水剂，颅内压降低后，几天内血压便会自然下降，所以，对老年急性脑血管病患者，如果不存在严重的冠心病、心力衰竭、高血压危象等病症，最初数日可允许血压保持在200/100毫米汞柱，而不必积极降压治疗。但若血压高于200/100毫米汞柱，并出现了高血压脑病或加重了原有的心力衰竭、冠心病时，可适当给予降压治疗。降压标准是将收缩压控制在160～180毫米汞柱范围。需要注意的是在药物选择上，应慎用钙拮抗剂、硝普钠、肼屈嗪等，因上述药物可扩张脑血管，使颅内压升高，脑灌注量下降，加重脑水肿和神经细胞损伤，可适当选择血管紧张素转换酶抑制剂、β-受体阻滞剂，以适度降低血压。

四、脑血管病后为何要慎用血管扩张剂

以往，对于缺血性脑血管病的治疗，除溶栓、抗凝治疗外，还主张应用血管扩张剂改善大脑的血液循环。但近年来，众多国内学者建议将脑血管病后常规应用血管扩张剂这一治疗措施取消或不再作为首选治疗方法。

为什么缺血性脑血管病（即急性脑梗死）要慎用血管扩张剂

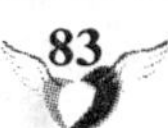

呢？这是因为血管扩张剂有可能引起“颅内盗血”，加重脑水肿。也就是说，缺血性脑血管病后应用血管扩张剂不但不会增加梗死区及缺血区的血液供应，反而还会减少这些区域的血供，出现所谓盗血现象。另一方面，血管扩张剂还会使脑血流缓慢，局部淤血加重，血液渗漏至组织间隙中，进一步加重脑水肿。这样，由于缺血及梗死区血液供应的减少和脑水肿的加重，还可能出现再灌注脑损伤的危险，临床表现为病情经治疗好转后，又再度加重，影响病情的恢复和患者的预后。据国内有关专家报道，急性脑血管疾病的再灌注脑损伤发生率高达20%，其中与大剂量使用血管扩张剂关系密切。

五、急降血压为何会导致脑血管病

单纯收缩高血压是由于主动脉、肾动脉等大动脉血管壁发生了粥样硬化造成的，舒张压不高。常用的降压药多通过扩张外周小血管，降低心脏前后负荷而起到降压作用。合并动脉硬化的高血压患者，在血压高的状态时，尚可保持一定量的脑血供应，一旦血压骤降，滞留在外周血管中的血液的量增多，因不能及时供血，大脑就会相对供血不足。久之，脑部长期缺血，就会发生缺血性脑病，如腔隙性脑梗死、脑血栓等，老年患者更是易发人群。

由于夜间血流减慢，血压处于低谷，故缺血性脑病的发病时间多在夜里，若是晚间服用较大剂量且降压作用较强的降压药，就有可能发生这种危险，所以服药最佳时间以上午8时、下午3时为最理想。

六、脑血管病急性期为何应慎用高渗糖

为何在脑血管病急性期必须慎用高渗糖（指10%～50%的葡萄糖）呢？一方面脑血管病急性期机体常处于应激状态，升血糖

激素分泌增加促使血糖升高，另一方面老年患者合并糖尿病的患病率偏高，因而在脑血管病急性期约有 1/3～1/2 的老年患者血糖偏高。假如此时再给予高渗糖注射，就会引起血糖进一步增高并加重脑组织损伤，导致病情转重及危险增加。

研究资料表明，脑组织的缺血缺氧可使糖酵解加速，而高血糖为糖酵解提供更多底物，引起乳酸、丙酮酸大量生成，加剧脑细胞酸中毒程度和破坏细胞内环境的稳定性，进而影响损伤局部脑血流的恢复，加重脑缺血缺氧及促进脑水肿形成。因此，脑血管病急性期要避免使用高渗糖静脉注射，即便是等渗葡萄液的用量也要有所限制，任何过度使用含糖溶液的做法都是有害的，对此要提高警惕。

因此，在脑血管病急性期必须慎用高渗糖，可以用等渗的 5％葡萄糖液为静脉点滴的基础药液，同时加用利尿、脱水药物，预防脑水肿的发生。

七、为何治疗脑出血要及早降“两压”

高血压脑出血的病理基础是：高血压和血肿引起的占位效应、脑水肿、颅内压升高，可谓祸不单行。两者往往狼狈为奸，对预后产生极恶劣的影响。因此在抢救期间应针锋相对，兵来将挡，狠狠抓住控制高血压和降低颅内高压这“两高两压”不放，同步解决这两个主要矛盾。一些内科医生常较重视血压的调控而忽视颅内压力的降低，脑外科医生则常又反之，结果治疗的天平皆有倾斜。

患者不论原有血压如何，当出血后，应降低血压以防止再出血。但在急性期不宜过度过速降低血压，以逐渐降至原有水平或偏高为宜（一般以 150～160/90～100 毫米汞柱为宜）。过低者则需用药使之缓慢回升，不然会发生脑缺血。

颅内压高易致血肿，水肿而使脑结构移位、脑疝、脑干功能衰竭。降低颅内压，减轻脑水肿是抢救成败的关键，常用措施：①利用多种手术方式清除血肿；②用各种药物如渗透性脱水剂、利尿剂、类固醇及亚低温、脑代谢活化剂等措施。不能千篇一律，特别要注意心、肺、肾的承受能力和水与电解质的紊乱。如矫枉过正会事倍功半。有的病例手术效果不佳，劳民伤财，失败原因主要是选择适应证不当和错失最佳手术时机；③手术减压要充分，止血要彻底。小口、导管引流并不适合所有病例，故该开颅时就开颅。

总之，高血压脑出血是急症、危病，从一开始就该及早重点抓住降低血压、降低颅内高压两个主要矛盾而攻之，全面考虑，综合治理。

八、脑出血患者不宜自服止血药的理由是什么

（1）脑出血急性期。治疗一般不用止血药，认为使用止血药无效，还有可能加重疾病，因为：①脑出血患者多有高血压，若自服止血药可使血液处于高凝状态，诱发缺血性脑血管病，使病情加重。②脑出血后血管破裂，可激活机体的凝血系统，促使凝血，修复血管，加之出血使血管周围压力增设，有压迫止血作用。

但是，若伴有上消化道出血，血凝障碍或出血倾向，可以用止血药和凝血药。因此脑出血急性期患者需到医院治疗，不应自服止血药。

（2）脑出血恢复期，后遗症期。该期病情稳定，已不再出血，且脑部出血已逐渐吸收，治疗主要是康复训练及控制病因，其药物可使用改善脑细胞代谢及促进脑循环药物，适当使用扩张血管、活血化瘀药物，而不使用止血药。因此脑出血患者不要自服止血药。

九、如何分阶段治疗缺血性脑血管病

根据缺血性脑血管病的病理、生理、生化改变过程，合理治疗可按3个不同时间采取不同的治疗措施，将会取得更满意的疗效，称之为三阶段治疗方案。

第一阶段：即发病后1～48小时

（1）3～6小时内选择合适于患者的方法积极进行溶栓、降纤治疗。常用药物有尿激酶、精制蛇毒（降纤酶）和重组组织型纤溶酶原激活剂等，一定要严格掌握适应证和禁忌证。

（2）发病12～24小时或48小时内，可给予林格氏液（复方氯化钠）或盐水（加三磷腺苷、辅酶A、维生素C等），但忌用单纯葡萄液，更不能用高糖液，以免加重病情。

（3）口服维生素C、维生素E和甘露醇、地塞米松、过氧化物歧化酶等自由基清除剂，以保护脑细胞。

（4）根据血压情况选用尼莫地平、尼卡地平、盐酸氟桂利嗪、桂利嗪（脑益）嗪等钙拮抗剂，阻止钙离子过度向细胞内流，缓解血管痉挛，增加脑血流量，改善脑微循环，减少脑细胞损伤，避免迟发性神经元坏死。

（5）可用复方丹参、川芎嗪或低分子右旋糖酐等药，以调整血压，改善微循环。但慎用降压药，禁用或慎用血管扩张剂。

（6）24～28小时后酌情使用地塞米松、甘露醇、呋塞米（速尿）等脱水降颅内压药，以减轻神经细胞水肿。

（7）酌情选用抗凝疗法、血液稀释疗法或紫外线辐射、充氧、自血回输疗法等。

第二阶段：即发病后3～14天

（1）发病2～3天后进行脱水降颅压治疗是减轻脑水肿，保护脑神经细胞功能的重要措施。常用的有甘露醇、呋塞米等。重症脑梗死者可提早应用降颅内压药。糖尿病者忌用含糖液体，高血压者防止输液过多过快，以保安全。

（2）继续应用第一阶段（1）、（4）、（5）、（6）等项治疗。

（3）应用促进和改善脑细胞代谢的细胞活性剂，如胞磷胆碱、吡拉西坦（脑复康）、脑活素或脑通等。

（4）早期进行康复治疗，如语言训练、肢体被动活动、患肢置于最大功能体位等。

（5）中药治疗以活血化瘀为主，促进神经功能恢复。

第三阶段：即病后 3～12 周

（1）继续应用改善脑组织代谢、促进神经功能恢复的药物。

（2）进行正规的语言功能康复训练、肢体功能锻炼等。

十、脑梗死患者为何要慎选降压药

由于脑梗死的发生与高血压有关千丝万缕的联系，人们很容易想到降血压的重要性。但是，实际情况并不这么简单。因为脑组织储备氧和能量的能力非常低，短时间的缺血就会使脑组织功能受损，而脑血流量的维持有赖于血压保持在一定的水平。如果血压过度下降，脑血流量也会过度下降。高血压患者往往年龄偏大，并伴有动脉粥样硬化。并发脑梗死时，如果一如既往地服用降血压药，使血压在短时间内降低幅度较大，脑血流量也会很快下降，此时，反而会加剧脑梗死，不利于脑功能的恢复。

事实上，在脑梗死急性发作期，患者的血压会有所升高，可能是人体维持脑梗死后血流量不致下降所为，对患者有利。因此，脑梗死急性期不应盲目降血压。如果血压超过 220/120 毫米汞柱，对人体重要器官的功能产生不良影响或有血管破裂的危险时，才需降压治疗。在降压过程中，还应注意降压速度不宜太快，降压幅度不宜过大。现在主张将血压降至脑梗死前的水平，或降低当时血压的25%左右。

此外，降压药物中，可乐定、甲基多巴、利舍平对脑组织有抑制作用，会加重神经系统的症状，影响医生对患者实际情况的评估，故不宜服用。胍乙啶也不能用，因为它会使脑血流量显著降低，还会引起体位性低血压而加重脑缺血。

治疗合并脑梗死的高血压病，应首选钙拮抗剂。此类药物不减少脑血流量，没有中枢神经系统的不良反应，而且，有些钙拮抗剂还能选择性扩张脑血管。譬如尼莫地平，既能降低周围血管血流量，又能明显而持久地扩张脑血管，常用剂量为每次20～40毫克，每日3次。此外，某些长效钙拮抗剂如氨氯地平，属于平稳而持久的降压药物，能避免血压骤然降至过低或忽高忽低。血管紧张素转换酶抑制剂（蒙诺等），血管紧张素Ⅱ受体拮抗剂（如氯沙坦、缬沙坦等）也不影响脑血流量，可以选用。以上降压药物不仅适用于脑梗死急性期的治疗，也同样适用于脑梗死恢复期的治疗。当然，必须在医生指导下选用。

十一、哪些措施可预防脑血管病

（1）至少每年测量一次血压。

（2）吸烟使脑血管病的危险性增加一倍，尽快戒烟。

（3）适度饮酒。

（4）血脂异常同样会增加脑血管病的危险。血脂高可以通过节制饮食和锻炼进行控制，有一些人还需要药物治疗。

（5）糖尿病患者应控制血糖，降低脑血管病危险。

（6）每天快步行走至少30分钟，或者进行骑自行车、打高尔夫球、游泳、跳舞、打乒乓球等有氧运动。

（7）长期治疗和控制高血压、一过性脑缺血发作、心脏病、脑动脉硬化、糖尿病，以及血脂异常等可能导致血管病的疾病。

（8）及早发现和加强对脑血管病各种先兆信号的治疗和预防，特别是抓紧对一过性脑缺血发作（即小卒中）的控制和预防。

（9）对脑血管病易患者进行脑血管病知识宣传，使患者与医生积极配合。

（10）避免可能诱发脑血管病的种种因素，早期采取防范措施。

（11）对脑血管病易患者进行定期的随访，检查和脑血管病预报有关的各种项目。例如，血液流变学血小板聚集力等，可以检查出可能发生脑血管病的无症候阶段，并对脑血管预报的不同级别采取相应的预防性治疗。

（12）强调综合性的保健措施，包括血压的观察、情绪的控制、合理饮食、气候变化时的保护性措施、规律的作息制度、适宜的体育锻炼等。

十二、防脑血管病有哪“三戒”

一戒饮酒。从医学观点看，少量饮低度酒（每日每人 50 克）对于心脑血液循环不无裨益，但对于高血压患者长期饮酒则是有害健康的。酒可加重血脂水平及动脉粥样硬化，使脑血管弹性减弱，这就是出血性及缺血性脑血管病的病理基础，一旦大量饮酒更可使心跳加快、血管收缩，血压在原已较高的水平上骤然升高，使硬化脆弱的脑血管无法承受其压力导致破裂出血，如出血量较大，颅压过高，脑疝形成，则难以抢救。

二戒排便加压。老年人因活动减少，肠蠕动减弱，习惯性便秘比较常见，用中医的话来说则是“气血津液亏耗，脾胃功能减退”。缓解便秘应从调理生活入手。适当动动，多饮水及进食富含纤维素的蔬菜瓜果，少食刺激性食物，还可每日用自我按摩的方法解除便秘。

三戒激情。过度的激情奔放如悲痛欲绝、捧腹大笑或活动过量等均可使交感神经功能亢进，去甲肾上腺素分泌增多，血管收缩，心跳加快，血压骤高，原有高血压者可发生脑出血致死。故高血压患者对于喜怒均应有所节制，保持情绪稳定，性格开朗，遇事乐观大度，切忌情感过度激动。

十三、治疗脑血管病的有效方法有哪“四种”

目前对脑血管病的防治分为两级：一级预防，是寻找和管制危险因素；二级预防，是指除控制危险因素外，还要给予阿司匹林等抗血小板药物治疗。

四种方法有效：第一是脑血管病单元，这是一种治疗体系；第二是早期应用溶栓药物；第三是在发病 48 小时内给阿司匹林；第四是在发病 48 小时内给抗凝药。患者在发病 0～3 小时，主要是要进行院前急救。医务人员对病情的正确评价、诊断和转诊到有神经科的医院，对于患者的预后和生命很重要。在这段时间，唯一有效的药物是静脉溶栓。发病 3～6 小时，可能有效的药物包括动脉溶栓、神经保护等。

十四、治疗缺血性脑血管病的关键是什么（分期与治疗）

缺血性脑血管病具有发病率高、死亡率高、致残率高、复发率高的特点，是中老年人的多发病、常见病。按照病理生理演变过程，临床上将缺血性脑血管病分为超早期，为发病的 6 小时内；早期，为发病的 6～72 小时内；急性后期，为发病的 72 小时～1 周内；恢复期，发病的一周后。不同的就诊时间，因患者的病理生理状态不同，所选择的治疗方案也不同。

在缺血性脑血管病的超早期，发病时间短，未形成脑梗死，该期的病理生理状态是脑组织缺血缺氧，但未引起组织的结构改变，仅为不同程度的功能障碍，CT上可能还看不到病灶。若能及时地恢复正常的供血，清除缺血组织内的某些有害的代谢产物，患者可能得到完全恢复。因此，此时是缺血性脑血管病治疗的最理想时机，若选择溶栓等治疗方法，可能会收到满意的效果。

在缺血性脑血管病的早期，若经过及时的治疗患者可恢复正常的功能。此期CT可能显示出低密度灶。本期应用溶栓的效果与超早期相比，已失去了相当的治疗价值。该期治疗目的是改善周边区供应，使其恢复正常功能，中止中心梗死区的进一步扩大。

在缺血性脑血管病的急性后期，治疗的目的是通过血液稀释、抗血小板凝集、应用钙拮抗剂、清除自由基及脱水等治疗，改善水肿的脑组织，使周边组织的功能继续得到改善。此时中心梗死区已无法改善，溶栓、抗凝等治疗方法已完全失去价值。

在缺血性脑血管病的恢复期，应加强语言训练及肢体功能锻炼，尽量减少病残，防治脑血管病的危险因素，避免脑血管病复发是此期的治疗目的。已知可能引起缺血性脑血管病的危险因素有100余个，分为可逆性与不可逆性危险因素。前者包括高血压病、吸烟、心脏病、糖尿病、动脉硬化症、肥胖、口服避孕药及不良生活方式等等，后者包括年龄、性别、家族、种族、地理分布等等。其中高血压病是最重要的危险因素，它既是出血性脑血管病的危险因素，也是缺血性脑血管病的危险因素。据统计，收缩压＞150毫米汞柱者，脑血管病的发病的相对危险性是≤150毫米汞柱者的28.5倍，舒张压＞90毫米汞柱者，为≤90毫毛汞柱者的19倍。因此，合理地选择与规律地应用降压药，对于降低脑血管病的发病率是十分重要的。

综上所述，缺血性血管病患者不同就诊时间决定着选择不同的治疗方法，其预后相差甚大。缺血性脑血管病的治疗不是雷同的，应根据患者的病理状态，采取不同的治疗。早期的病理生理状态是可逆转的，患者若得到及时的治疗可能完全恢复；若推迟治疗，因病理生理已进入不可逆转的状态，患者可能终生致残或死亡。因此，在缺血性脑血管病治疗中时间就是生命！为了降低该病的致残率与死亡率，患者、家属、全社会都应该重视缺血性脑血管病早期治疗的重要性。

（高春华，蒋从清，程晓玲）

第三节　脑血管病的康复

一、治疗脑血管病应药物与康复并举吗

目前许多人脑血管病后只注重药物治疗，有时多种药物同时应用，而对康复治疗的介入认识不足。国内外一些专家研究发现，现代康复治疗早期介入能极大地改善脑血管病的功能障碍，最大限度地减少残疾对正常生活的影响。

什么时候开始康复治疗呢？专家认为，只要病情稳定，越早介入越好，康复治疗在脑血管病的头三个月效果最为显著，且时间宜长些，防止患者回到家庭后功能倒退或衰退。康复治疗是长期的过程，患者在家中也应进行系统规范的康复治疗，遵循循序渐进的原则。

正确的康复治疗应从卧床期开始，早期就做到：①定时体位变换：凡不能自行翻身患者，每 2 小时翻身 1 次。②保持良好肢体位：使肢体处于功能位，避免上肢屈曲、下肢伸展、足下垂内翻的模式。选择合适的床垫，利用足板固定足位防止足下垂。③关节活动：每日活动各关节 2～3 次，每次 5～10 遍。④床上活动：

患者意识清醒后，鼓励用健肢帮助患肢被动运动，进行双手交叉上举训练，下肢屈曲立于床上，臀部抬离床面的训练，注意骨盆的平行，直至患肢出现自主运动。⑤坐起及坐位平衡训练。离床期做到：①坐到站、站立平衡、站立平衡的强化训练。②步行与上下阶梯训练：随着患侧负重能力的提高，即可开始迈步训练，上下阶梯训练。上下阶梯训练应遵循健足先上，患足先下的原则。③日常生活能力训练：在训练中穿插日常生活能力的训练，如穿脱衣服、进餐、洗漱等。

二、脑血管病三级康复体系

康复对脑血管病整体治疗的效果和重要性已被国际公认。在欧美康复医学发达的国家，特别是美国、加拿大等，脑血管病的康复流程是急性脑血管病三级康复体系。

（1）急性期脑血管病早期康复。综合医院内的脑血管病病房实施急性期脑血管病早期康复，协助临床治疗，防止继发并发症的发生。实施早期坐位能力、进食能力的训练，为离开脑血管病病房进行下一步康复打下基础。

（2）康复科康复治疗。患者转移到康复科作进一步康复治疗，这阶段以康复治疗为主，临床治疗为辅。康复治疗的任务是提高患者的肢体运动功能及日常生活能力，如站立平衡训练、转移训练、步行能力训练及自行进食、如厕、洗澡、整容洗漱、交流能力等训练。绝大多数患者经过这段训练后均可达到生活能力自理，回归家庭，其中80%的转到社区医疗进行进一步康复训练。

（3）社区康复。社区康复的任务是巩固已取得的康复效果，进一步提高运动功能/交流功能和日常生活能力。

20%左右不能达到日常生活能力完全自理的患者转到脑血管病专科康复中心进行康复治疗。其任务是让患者能达到大部分日常生活能力自理。这就是所谓的急性脑血管病三级康复体系。由于实施脑血管病三级康复体系网，使这些国家的脑血管病的致残率大大下降，90%能日常生活完全自理，卫生经费下降 。脑血管病三级康复成为脑血管病治疗体系中重要的组成部分，更是脑血管病患者应享有的康复权利，得到社会保险、卫生行政部门法律确认。

三、脑卒中的康复原则

1. **康复应尽早进行**

脑缺血患者只要神智清楚，生命体征平稳，病情不再发展，48 小时后即可进行，康复量由小到大，循序渐进。多数脑出血康复可在病后 10～14 天开始进行。

2. **调动患者积极性**

康复实质是“学习、锻炼、再锻炼、再学习”，要求患者理解并积极投入。在急性期，康复运动主要是抑制异常的原始反射活动，重建正常运动模式，其次才是加强肌肉力量的训练。

3. **康复应与治疗并进**

脑卒中的特点是“障碍与疾病共存”，采取个体化的方案，循序渐进。除运动康复外，尚应注意言语、认知、心理、职业与社会等的康复。已证实一些药物，如甲碘酸溴隐亭等对肢体运动和言语功能的恢复作用明显，巴氯芬对抑制痉挛状态有效，由小剂量开始，可选择应用。可乐定、哌唑嗪、苯妥英钠、地西泮（安定）、苯巴比妥、氟哌啶醇对急性期的运动产生不利影响，故应少用或不用。

4. **强调康复是一个持续的过程**

严密观察脑卒中患者有无抑郁、焦虑，它们会严重地影响康复进行和功效。要重视社区及家庭康复的重要性。

四、运动功能的康复

1. 急性期（早期卧床期）康复

保持良好体位，进行被动运动、床上运动训练和开始日常生活活动能力（ADL）训练。训练应循序渐进，基本程序如下：

（1）正确的卧位姿势。患侧卧位、健侧卧位、仰卧位（过渡性、时间不宜过长）。

（2）床上坐位。首先要保持患者躯干的直立，为此可以用大枕垫于身后，髋关节屈曲90°，双上肢置于移动小桌上，防止躯干后仰，肘及前臂下方垫枕，以防肘部受压。

（3）维持关节活动度的训练。应早期开始，急性期可在病房实施。一般每天做两次，每次10～20分钟。做各关节及各方位的运动2～3次。

（4）正确的椅子及轮椅上的坐姿。与卧床相比，坐位有利于躯干的伸展，可以达到促进全身身体及精神状态改善的作用。因此在身体条件允许的前提下，应尽早离床，采取坐位。但是，坐位时只有保持正确的坐姿，才能起到治疗和训练的目的。治疗者应该随时观察患者的坐姿，发现不良坐姿并及时纠正。

（5）转移动作训练。可分为床上的转移（仰卧位的侧方移动和翻身），床上起坐、自床向轮椅的转移、起立等。

（6）上肢自我主动辅助训练。肩部及肩关节的活动性在很大程度上影响上肢运动机能的恢复，因此必须从早期采取措施，既能对容易受损的肩关节起到保护作用，又能较好地维持其活动性。主要应用Bobath握手的方法进行练习。

（7）活动肩胛骨。活动肩胛骨可以在仰卧位和健侧卧位或坐位下进行。

2. 恢复期康复

（1）上肢功能训练。在这个阶段应通过运动疗法和作业疗法相结合的方式，将运动疗法所涉及的运动功能通过作业疗法充分应用到日常生活中，并不断训练和强化，使患者恢复的功能得以巩固。因此，这个时期运动疗法师和作业疗法师应密切的配合，确定患者所存在的关键问题，充分理解训练内容和项目的主要目的。

（2）下肢功能训练。恢复期下肢功能训练主要以改善步态为主。具体的训练方法有：踝关节选择性背屈和跖屈运动、双下肢作步行状、自立位向前迈出患侧下肢，患侧下肢负重及平衡能力，向后方迈步，骨盆及肩胛带旋转。

五、感觉障碍的康复

很多偏瘫患者在运动障碍同时伴有感觉障碍，出现感觉丧失、迟钝、过敏等，会严重影响运动功能。因此若将感觉训练、运动训练截然分开收效甚微，必须建立感觉—运动训练一体化的概念。

在偏瘫恢复初期，往往把训练和恢复的重点放在运动功能方面，这是一个误区，治疗者应该对运动障碍和感觉障碍给予同等重视并加以训练。

1. 上肢运动感觉机能的训练

经常使用木钉盘，如将木钉盘上的木钉稍加改造，如在木钉外侧用各种材料缠绕，如砂纸、棉布、毛织物、橡胶皮、铁皮等，在患者抓握木钉时，通过各种材料对患者肢体末梢的感觉刺激，提高其中枢神经的知觉能力，就可以使运动功能和感觉功能同时得到训练。

2. 患侧上肢负重训练

是改善上肢运动功能的训练方法之一。这种运动不仅对运动机能有益，对感觉机能也有明显的改善作用。

六、吞咽障碍的康复

脑血管病继发的吞咽障碍已越来越被重视，因为吞咽障碍对患者营养的维持、疾病的康复以及生活质量都有很大影响。

尽管急性脑血管病的吞咽障碍85%以上经过治疗可恢复或减轻，但治疗如不及时，丧失了恢复的最佳时机，可导致终身鼻饲进食。因此对急性脑血管病有吞咽障碍的患者应尽早撤离鼻饲，进行吞咽功能的训练。口腔期障碍有口腔周围的自主及被动运动、舌肌运动、冰块按摩皮肤、冰块按摩咽喉等或湿热刺激发声训练；咽喉期麻痹有侧卧吞咽、边低头边吞咽、空气或唾液吞咽训练、小口呼吸、咳嗽、哼唱等。

无论间接还是直接的吞咽障碍训练，患者体位都尤为重要。因为颈部前屈位易引起吞咽反射，而躯干向后倾斜可防止误咽，还能促进吞咽机能的恢复。

七、废用综合征

是由于机体处于不活动状态而产生的继发障碍。

1. 局部废用康复办法

（1）废用性肌无力及肌萎缩。每天做几十分钟锻炼，所用肌力宜为机体最大肌力的20%～30%，而用神经肌肉电刺激也可能预防或减轻肌无力和肌萎缩。

（2）关节挛缩。防治的主要措施是：①定时变换体位。②保持良好肢位。③被动关节活动。④自主或被动关节活动。⑤机械矫正训练。⑥抑制痉挛治疗（如Bobath法，PNF法）。

（3）废用性骨质疏松。防治方法：负重站立，力量、耐久和协调性的训练，肌肉等长、等张收缩等。

2. 全身废用引起的症状及治疗

（1）位置性低血压（直立性低血压）。防治方法有定时变换体位；下肢、腹部用弹性绷带促使血液回流增加；健肢、躯干、头部做阻力运动，增加心搏出量；睡眠时，上身略高于下身；平卧时头高于足等。最重要的是尽可能避免长期卧床，尽可能早期开始坐位训练。

（2）静脉血栓形成。防治措施是早期活动肢体，抬高下肢位置，用弹性绷带促进静脉回流，也可用按摩协助静脉回流，严重者则可使用抗凝剂如华法林、肝素以及阿司匹林。必要时行手术治疗。

（3）精神、情绪及认知的改变。防治的方法是鼓励患者与医务人员、其他患者及家庭成员多接触，完整社会心理及参与社会活动，可作些娱乐性治疗。

（4）其他。心脏、消化道、内分泌、水电解质、代谢及营养等改变，根据情况对症处理。

八、肩关节半脱位

在患者上肢处于弛缓性瘫痪时，保持肩胛骨的正确位置是早期预防肩关节半脱位的重要措施。治疗有：①按照肩关节的肩胛骨的正确位置及肱骨头在肩关节腔内位置进行纠正，恢复肩部的固定机制。②通过逐步递加强度刺激，直接促进与肩关节固定有关的肌群的活动。③在不损伤肩关节及周围组织的条件下，作被动无痛性全关节活动。

九、肩手综合征

原则是早期发现，早期治疗，一旦慢性化，就没有任何有效治疗，特别是发病 3 个月内是治疗最佳时期。方法有：①防止腕关节掌屈。②向心性缠绕压迫手指。③冰水浸泡法。④冷水—温水交替浸泡法。⑤主动和被动运动。

十、康复建议

（1）重视早期康复。早期康复对于预防并发症、改善功能非常重要，特别是早期床旁的康复如患肢的保护、被动活动等，这些方法简单实用，很容易掌握，也非常有效，建议能充分重视。

（2）强调持续康复。应该指出的是，有些功能障碍是要遗留很长时间的，甚至终身遗留。因此，建议能建立起由综合医院急性期到社区医疗的持续康复体系，与国际上目前脑血管病康复方案相似，使患者享受到完整的康复。

（3）重视心理康复。脑血管病患者的心理疾患非常突出，但往往会被忽略，心理疾患对患者的功能恢复非常不利，一定要高度重视，积极治疗。

（4）重视家庭成员的参与。患者最终要回归家庭，因此家庭成员对患者恢复起非常重要的作用，应该让家庭成员充分了解患者的情况，包括功能障碍，心理问题，以便能相互适应，还应掌握一定的康复手段，为患者进行必要的康复训练。

（高春华，蒋昊）

第四节　脑血管病的院前急救及急诊处理

一、减少脑卒中死亡率、致残率的关键措施

我国脑血管病人只有不到5%的患者早期得到了规范化的特殊治疗，脑卒中发病后能否及时送到医院进行救治，是能否达到最好救治效果的关键。缺血性脑卒中成功治疗的时间窗非常短暂(3～6小时)。减少转运时间的延误，需要公众和医疗服务系统的

紧密配合与协作。公众应充分认识脑卒中的危害和及时到医院就诊的重要性，并具有识别脑卒中症状的基本常识，强化及时转运患者的意识和行动。医疗机构应创造条件使患者及早得到救治。

减少脑卒中死亡率、致残率的关键措施：①建立脑卒中的公众意识。②建立脑卒中院外急救系统。③建立急性脑卒中院内急救系统（推荐建立脑卒中中心）。

二、脑卒中的识别

医务人员应掌握脑卒中常见的症状，公众也应该对脑卒中的常见表现有所了解。脑卒中的常见症状：

（1）症状突然发生。

（2）一侧肢体（伴或不伴面部）无力、笨拙、沉重或麻木。

（3）一侧面部麻木或口角歪斜。

（4）说话不清或理解语言困难。

（5）双眼向一侧凝视。

（6）一侧或双眼视力丧失或模糊。

（7）视物旋转或平衡障碍。

（8）既往少见的严重头痛、呕吐。

（9）上述症状伴意识障碍或抽搐。

当具有脑卒中危险因素（例如高血压、心脏病、糖尿病等）者突然出现上述表现时，高度怀疑脑卒中，应立即送往医院。突然出现神志模糊或昏迷者也要意识到脑卒中的可能性，立即送往医院。

三、脑卒中患者的运送

保持生命体征稳定，尽早送至医院。

（1）发现可疑患者应尽快直接平稳送往急诊室或拨打急救电

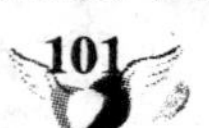

话由救护车运送。应送至有急救条件（能进行急诊 CT 检查，有24 小时随诊的脑卒中专业技术人员）的医院及时诊治，最好送至有神经专科医师或脑血管病专科的医院。

（2）医疗机构需作出快速反应。各医院应当制定加快脑卒中救治的计划和措施，包括有关科室医师、急诊和救护车系统之间的协调与协作，对将到院的脑卒中患者给以相应处理。

四、现场及救护车上的处理和急救

1. 应收集的信息

救护人员到达现场后应立即采集有关病史并进行简要评估。关于发病时间的信息尤其重要，这关系到急诊治疗方法（如溶栓）的选择。

2. 急救措施及相关处理

（1）监测和维持生命体征。必要时吸氧、建立静脉通道及心电监护。

（2）保持呼吸道通畅。解开患者衣领，有假牙者应设法取出，必要时吸痰、清除口腔呕吐物或分泌物。

（3）昏迷患者应侧卧位。转运途中注意车速平稳，保护患者头部免受振动。

（4）对症处理，如高颅压、血压过高或过低、抽搐等的处理。

（5）尽可能采集血液标本以便血常规、生化和凝血功能试验能在到达医院时立即进行。

（6）救护车上工作人员应提前通知急诊室，做好准备及时抢救。

五、救治脑血管病时间就是生命吗

脑血管病是严重危害人类健康的疾病之一，发病率、死亡率、致残率极高，且每年的发病呈上升趋势，重度致残率高达40％。长期以来，人类与之抗衡的努力从来就没有停止过，“挽救大脑、挽救生命”，已成为国内外学者为之奋斗的目标。

脑血管病70％～80％为急性脑梗死，是由于供应脑部的血管闭塞造成脑缺血，进而发生坏死。脑组织自身几乎无葡萄糖和氧储备功能，需依靠血液不断供给氧及葡萄糖，以维持脑的正常功能。如果脑缺氧2分钟，脑活动就会停止；脑缺氧5分钟即发生脑组织坏死——脑梗死。所以在21世纪的今天，才有“时间就是大脑，时间就是生命”的口号。

脑血管病难治的一个重要的原因是治疗“时间窗”很短，一般3～6小时，大多数患者入院时已超过最佳治疗时期，脑组织已经受到损害，难免不留下后遗症了。超早期溶栓为急性脑梗死患者带来了希望。溶解血栓，就是使闭塞的血管再开通，使缺血的脑组织恢复血液供应，改善、恢复神经系统功能。但溶栓治疗同样有它的局限性，脑梗死发病6小时内是治疗的时间窗，超过6小时对大部分患者来说即失去了挽救脑组织的机会，因此，患者发病后及早到达有能力进行溶栓治疗的医院是至关重要的。

脑血管病急救，涉及自脑血管病发作到治疗的每一个环节，其中任何一个环节均可能造成救治的延迟。能否早期救治是能否保证患者有一个良好结局的关键因素之一。

为保证脑血管病患者能早期到达医院，需要公众有一定的脑血管病知识：

（1）识别脑血管病的常见症状和体征：说话不流利、嘴歪、一侧肢体的无力。

（2）具有高龄、高血压、糖尿病、心脏病、血脂异常和以前有过上述的症状以及家族中有类似症状的亲属等因素的人，是容易发生脑血管病的高危个体。

(3) 发病后要尽早到达有能力进行溶栓治疗的医院。

因此，发生脑血管病要及时就医，而且要到有一定规模或有专业神经科的医院，及时、正确的治疗是挽救生命和减少后遗症的必要条件。同时，治疗脑血管病还是要相信医生，不能轻易相信偏方，即使偏方说得有道理，但家属在操作中很可能出现失误，导致病情加重，并且延误了最宝贵的治疗时间。

六、脑梗死患者溶栓治疗的效果神奇吗

脑梗死患者如果在发病后 6 小时内进行溶栓治疗，那么瘫痪的肢体就可能完全恢复正常；相反，如果错过了这个时机，那么瘫痪肢体的恢复将十分困难，甚至遗留下终身瘫痪，这可真是“机不可失，失不再来”。

许多病例说明，若在发病 6 小时内立即去医院就诊，医生及时给予溶栓治疗，那么必然会有以下奇迹出现：患者不能行走、不能站立的，2 小时内即会站立行走；舌肌瘫痪不能讲话的，也能伸出舌头并慢慢地会讲话了。

为什么会出现如此神奇的效果呢？原来脑梗死的症状：偏瘫、偏身感觉障碍、偏盲、失语，或者交叉性瘫痪、交叉性感觉障碍、外眼肌麻痹、眼球震颤、构语困难、吞咽困难、共济失调、眩晕等等，其根本的原因在于血栓堵塞脑动脉所致。若堵塞大脑中动脉，出现上述的前一组症状；若堵塞椎基底动脉，则出现后一组症状。所以治疗的关键在于溶解血栓。

溶栓治疗只有在脑组织出现缺血坏死之前进行才有意义，这个时间限定在 6 小时。在堵塞 6 小时以后，血管再通，血液供应恢复，脑细胞还不至于坏死，那么瘫痪的肢体就会恢复正常，则不仅事半功倍，而且能达到完全治愈。假如超过 6 小时，部分脑细胞就会坏死；超过 12 小时，绝大部分脑细胞都将由缺血发展到坏

死。一旦脑细胞发生坏死，则是“不可逆”的，即不会再逆转为正常细胞，那么肢体的瘫痪和失语就不容易恢复了。

（高春华，乔向亮，程晓玲）

第五节　脑血管病预防

一、什么是脑血管病的一级预防

脑血管病的一级预防系指发病前的预防，即通过早期改变不健康的生活方式，积极主动地控制各种危险因素，从而达到使脑血管病不发生或推迟发病年龄的目的。关键在于发病前的预防，要求控制各种危险因素，目的是不发生或推迟发病。只有一级预防才能降低疾病的人群发病率，所以对于病死率及致残率很高的脑血管病来说，重视并加强开展一级预防的意义远远大于二级预防和三级治疗。

二、脑血管病危害性，你知道多少

目前脑血管病已成为危害我国中老年人身体健康和生命的主要疾病。无论是城市或农村，脑血管病近年在全死因排序中都呈现明显前移的趋势。城市居民脑血管病死亡已上升至第一、二位，农村地区在 90 年代初脑血管病死亡列第三位，90 年代后期升至第二位。我国城市脑血管病有高的年发病率和死亡率，分别为 219/10 万、116/10 万；农村地区分别为 185/10 万、142/10 万。据此估算，全国每年新发脑卒中约 200 万人；每年死于脑血管病约 150 万人；存活的患者数 600 万～700 万，且脑血管病是致残率很高的疾病。据统计，在存活的脑血管病患者中，约有 3/4 不同程度地丧失劳动能力，其中重度致残者约占40%。目前，全国每年用于治疗脑血管病的费用估计要在100亿元以上，加上各种间接经济损失，每年因本病支出接近200亿元人民币，给国家和众多家庭造成沉重的经济负担。所以进一步加大防治力度，尽快降低脑卒中的发病率和死亡率，已成为当前一项刻不容缓的重要任务。

随着年龄的增长，脑卒中的危险性持续增加，55岁以后每10年脑卒中的危险性增加1倍。近年来脑卒中呈年轻化趋势，而且青壮年病死率及致残率很高。所以应动员全民关注脑卒中，关注脑血管病的一级预防，提高人民的健康水平。

三、脑血管病的一级预防的办法有哪些

改变不健康的生活方式和控制各种危险因素。但是，我国绝大多数人对脑血管病的一级预防办法不了解。养成了很多不良的生活习惯，如：吸烟、酗酒、通宵麻将、不运动等。更不知道控制各种危险因素包括高血压、心脏病、糖尿病、吸烟、酗酒、血脂异常、颈动脉狭窄等。

四、改变不健康的生活方式有哪些办法

（1）减重。减少热量，控制膳食，适当增加运动，防止肥胖。

（2）限盐。每人每日平均食盐量降至8克，最好控制在6克以下。

（3）减少膳食脂肪。总脂肪＜总热量的30%，饱和脂肪＜10%，增加新鲜蔬菜每日400～500克，水果100克，肉类50～100克，鱼虾类50克，蛋类每周3～4个，奶类每日250克，每日食油20～25克，少吃糖类和甜食。

（4）增加及保持适当的体力活动。如运动后自我感觉良好，且保持理想体重，则表明运动量和运动方式合适。

（5）保持乐观心态和提高应激能力。通过宣教和咨询，提高人群自我防病能力。提倡选择适合个体的体育、绘画等文化活动，增加老年人社交机会，提高生活质量。

（6）戒烟、限酒。不吸烟，限酒，嗜酒者男性每日饮酒精<20～30 克,女性<15～20 克，孕妇不饮酒。

五、高血压的危害性有多大

高血压是脑出血和脑梗死最重要的危险因素。脑卒中发病率、死亡率的上升与血压升高有着十分密切的关系，这种关系是一种直接的、持续的，并且是独立的。老年人单纯收缩期高血压（收缩压≥160 毫米汞柱，舒张压<90 毫米汞柱）是脑卒中的重要危险因素。在控制了其他危险因素后，收缩压每升高 10 毫米汞柱，脑卒中发病的相对危险增加 49％，舒张压每增加 5 毫米汞柱，脑卒中发病的相对危险增加 46％。尽管近年来我国已开始重视对高血压的防治，特别是在宣传教育方面做了大量的工作，但总体情况尚无显著改善，仍与发达国家差距较大。对血压的自我知晓率、患者的合理服药率、血压控制率等仍处于较低水平。有待于采取更加积极合理的对策，进一步加大健康教育和干预管理力度，使上述指标尽快得到提高。高血压的治疗目标主要是提高控制率，以减少脑卒中等并发症的发生。患者收缩压与舒张压的达标同等重要，且重点应放在收缩压的达标上。当血压水平<140/90 毫米汞柱时可明显减少脑卒中的发生。有糖尿病和肾病的高血压患者，降压目标应更低一些，以<130/80 毫米汞柱为宜。提倡健康的生活方式对预防高血压非常重要，是防治高血压必不可少的组成部分，对血压水平在正常高值的人群尤为重要。

六、什么是脑血管病的三级预防

脑血管病的一级、二级、三级预防犹如三道防线，其中一级预防效果最大，也最重要，因为其所防的对象是全社会总人口或其中的高危人群。一级预防的重点是健康教育和行为干预，投资很少，与日益昂贵的医疗费用相比，可谓微乎其微。

三级预防也就是通过三个不同的阶段来阻断脑血管的发生，一级预防就是在社区进行健康教育，使人人都能了解脑血管病的基本知识，避免一些危险因素如高血压、血脂异常、糖尿病等。二级预防就是一旦有了脑血管病的这些危险因素，就应该控制这些危险因素，比如对高血压进行长期规律的治疗，防止脑血管病的发生，也就是控制脑血管病的发生。三级预防就是对已经有脑血管病前期征兆的患者进行积极的控制和有效的治疗。

一级预防：为源头预防，主要在发病前控制脑血管病的病因和危险因素，又称根本性预防或病因预防。

(1) 防治高血压。积极控制高血压可使脑血管病发病率和死亡率分别降低40%以上，因此，控制高血压是脑血管病最重要的一级预防。目前要采取的措施有：①重视高血压的危害性。加强宣传教育工作，务必使广大群众，尤其是医务人员充分认识到高血压是脑血管病最重要的病因和危险因素。②加强高血压防治。合理饮食，减少钠盐摄入，适量运动，控制体重，戒烟限酒，保持心态平稳，可使高血压发病率减少55%。高血压患者，应适当使用降压药物，将血压控制在140/90毫米汞柱以下。③提高测压率。我国有半数的脑血管病患者，起病时不知自己已经有高血压多年。因此，40岁以上的正常人，每半年或一年至少要测一次血压。④提高药物治疗的依从性。我国高血压患者服药的依从性差，不少患者服药后血压一旦恢复正常，则擅自停药。除经济因素外，不少患者和医务人员并未认识到高血压是慢性疾病，必须长期规则治疗才能有效控制。

(2) 预防心源性脑血管病。①风湿性心瓣膜病及心肌梗死患者，是心源性脑梗死的患者的高危人群，应长期口服抗凝药或抗血小板聚集药以预防脑血管病，有手术指征时，应尽早手术治疗。②心房颤动。非风湿性心房颤动是心源性脑梗死的重要病因，多见于老年人。随老年人口比例增大，由心房颤动引起的脑栓塞也增多，主要栓塞大脑中动脉主干，引起大脑半球大片梗死。因此，75 岁以上的慢性心房颤动患者，如有左心室功能下降或心内附壁血栓，或既往有血栓栓塞性疾病，应长期口服华发林。75 岁以下无上述危险因素的慢性心房颤动患者应口服阿司匹林，以预防发生脑栓塞。

（3）防治糖尿病。糖尿病可导致微血管病变及促发大动脉粥样硬化，是脑血管病发病的危险因素，在人群中筛查糖尿病患者，积极治疗，控制糖尿病。

（4）防治血脂异常。血脂异常加速动脉粥样硬化。

（5）合理膳食，减少钠盐摄入，适当运动，控制体重，戒烟限酒。

二级预防：又称“三早预防”，即早发现、早诊断、早治疗。二级预防是发病期所进行的防止或减缓疾病发展的主要措施。主要是针对已发生过短暂性脑缺血或发生轻型脑血管病在短期内（3 周）完全恢复者，防止发生完全性脑血管病。以控制病情，预防并发症发生。主要措施有：①控制心脏病、糖尿病病变的发展；②对有手术指征的颅内血管畸形、动脉瘤及时行手术治疗；③对缺血性脑血管病的二级预防，主要是应用抗血小板凝聚药物，主要及常用的药物有阿司匹林。

三级预防：主要为发病后积极治疗，防止病情恶化，采取预防措施减少并发症和防止再复发。

七、脑血管病二级预防的措施有哪些

（1）控制危险因素。高血压、糖尿病、心脏瓣膜病、心律失常、血液的高凝状态、高纤维蛋白原血症、血脂异常、高血小板聚集、高同型半胱氨酸血症等目前均被视为脑血管病的独立危险因素，积极治疗相关疾病本身就是预防性治疗脑血管病。高血压是脑血管病最常见的可控制危险因素，我国现有高血压患者超过1.6亿人，但仅有17.1%的城市患者接受治疗，成功降压者不足5%，其中还有许多人不能坚持长期治疗；糖尿病通过多种机制促进血栓形成，研究发现，有效控制糖尿病患者的血糖水平，能显著降低脑血管病的发病率；血脂异常也是脑血管病的独立危险因素，有效降低血脂可以使脑血管病的发病率降低1/3；对于高凝状态和高血小板聚集患者，积极抗凝和抑制血小板聚集可以十分有效地防止脑血管病的复发，大样本随机对照研究表明，抗凝治疗可减少脑血管病发病率的68%，阿司匹林可减少21%的复发。其中阿司匹林由于其良好的疗效/风险比，在临床上被广泛使用并取得了良好的预防效果。近年来，由于医疗检测水平的不断提高，许多无症状性脑动脉狭窄患者能够被及时发现，针对高危脑动脉狭窄所采取的动脉内膜切除术和内支架血管成形术也取得了很好的预防效果。

（2）定期做神经系统检查及必要的辅助检查和化验检查。许多脑血管病的早期症状并不为患者本人及其家属所熟知，而许多脑血管病危险因素更容易被忽视，从而错失预防和早期治疗的良机。尤其是应积极发现短暂性脑缺血性发作患者（出现肢体麻木，偏瘫失语，猝倒发作等）并治疗，由于短暂性脑缺血性发作是完全脑血管病的“前身”，因而积极治疗可有效减少脑血管病的发生。即使是自认为健康的老年人，也应该定期到医院神经内科做神经系统检查，并根据医生建议，选择必要的辅助检查和化验检查，及时发现。进行必要的健康教育，不仅要告诉患者什么是健康的生活方式，也要教会患者及其家属正确识别脑血管病的早期表现。

（3）根据自身情况加强身体锻炼，并注意改善脑血管病后抑郁等情绪。研究表明，良好的身体素质是预防脑血管病以及脑血管病后保持各器官功能正常，较好康复的重要因素。保持良好的心态也很重要，必要时加用药物改善情绪，通过控制危险因素及保持健康生活方式，75％的脑血管病是可以预防的，问题在于能否长期坚持。

（4）脑血管病后的血压调控。首发脑血管病后血压水平高于160/100毫米汞柱可使脑血管病的再发风险增加。脑血管病后过度降压导致全脑低灌注，脑血流减少，是脑血管病后痴呆的发生基础。建议：改变生活方式（限盐/低脂饮食，多吃新鲜蔬菜水果，控制体重，增加活动，戒烟限酒等）；在医生指导下合理应用降压药；降压需平缓，不宜降得过低过快。

（5）抗血小板凝聚。对于缺血性脑血管病患者建议用阿司匹林100毫克，每天一次服用；有条件者或对于阿司匹林不耐受者可选用氯吡格雷75毫克，每天一次口服。

（6）抗凝治疗。诊断中心源性栓塞的心房颤动患者在医生指导下可使用抗凝治疗（华法林或其他低分子肝素）。

（7）短暂性脑缺血发作的治疗。短暂性脑缺血发作俗称小卒中，患者都有再次发生脑血管病的危险，且很可能在初次脑血管病后的两周内发生。建议积极去除包括高血压、吸烟、过度饮酒、血脂异常等在内的危险因素；发作时立即让其静卧，在医生指导下应用东菱克栓酶，阿司匹林或低分子肝素等药物。

八、如何预防脑出血的发生

（1）要控制血压。高血压是终身疾病，要终身服药，不能三天打鱼，两天晒网，这样血压反复反弹，极易导致血管破裂，发生脑出血。

（2）生活要有规律。冬季是精气藏匿的时节，宜早睡早起，特别是老年人，机体调节功能减退，不能与年轻人一样通宵达旦地看电视熬夜。要按时休息，保证睡眠，尤其是中年，最好能有两个小时的午休。老人可以适当做一些力所能及的劳动，但不可过于疲劳累。

（3）要养成科学的饮食习惯。高血压患者要戒烟、限酒，提倡低盐低脂饮食，饮食宜清淡、多样。五谷杂粮都要吃，宜多食鱼类、豆类、鸡蛋、牛奶、瘦肉等富含维生素和矿物质的食物，以及新鲜蔬菜水果。

（4）要保持平和的心态。健康的心态是预防动脉硬化、高血压、脑出血的重要因素。老年人要避免大喜大怒和受强烈的刺激。尤其是患有心脑血管疾病的老人，要善于调节和控制情绪，不宜炒股、打麻将，防止由于情绪的剧烈波动而诱发脑血管意外的突发。

（5）要及时正确抢救。脑血管意外往往发病急，病情进展快，致残率高，死亡率高。保证患者在黄金时间内得到及时正确的救治，是抢救成功的关键。要加强对普通人群和脑血管意外高危人群及家人的宣传教育，让他们了解脑血管意外的症状及正确的应急救治常识，一旦发病要立即呼叫急救电话送医院抢救，切不可擅自做主给病人使用止血剂或其他药物，以免延误最佳治疗时间。

九、脑血管病患者服用阿司匹林最佳剂量是多少

许多人知道预防心血管疾病应该使用小剂量阿司匹林，但是“小剂量”到底是什么范围？有研究结果显示，每天 75～150 毫克阿司匹林效果最好，每天低于 75 毫克是否有效不能确定，而剂量高于每天 325 毫克副作用增加，疗效反而降低。因此目前医学界

已经达成一致，“小剂量”阿司匹林指每天 75～325 毫克，而长期使用的最佳剂量为每天 75～150 毫克。每天 150～325 毫克主要在脑梗死急性期使用。

十、阿司匹林需要服用多长时间

阿司匹林防治心脑血管疾病的作用在于抑制血液中血小板的功能，其作用能够持续血小板的终身，而人体血小板的寿命大约为 10 天左右，因此每天坚持服用 1 次阿司匹林就足够抑制新生成的血小板，对人体产生持续保护作用。一般人停用阿司匹林 48 小时后该保护作用即丧失。这也是为什么阿司匹林标准的服用方法是每天 1 次的原因。因此，如果没有禁忌证，阿司匹林需要终身服用。

十一、为什么说保持血压平衡是预防脑血管病最重要的手段之一

研究资料表明，高血压发展为脑血管病者占脑血管病患者的 70%，确诊高血压出现脑血管病的危险性是血压正常人群的 32 倍。不治疗的高血压可以缩短寿命 10～20 年，150/100 毫米汞柱比 120/80 毫米汞柱减寿 17 年，70%～80%的高血压患者死于脑血管病，10%～15%的高血压患者死于冠心病，5%～20%的高血压患者死于肾衰竭。脑血管病是心肌梗死的 5 倍。

高血压是当前世界上公认的脑血管病最肯定、最重要的危险因素，高血压患者中最多见的并发症是脑血管病。由于长时间的血压升高，脑部已经硬化的小动脉形成一种粟粒大小的微动脉瘤，当血压骤然升高时，微动脉瘤可能破裂而引起脑出血。也有人认为由于高血压引起脑小动脉痉挛或血管闭塞，造成远端脑组织缺氧、坏死、点状出血和脑水肿，使血管易于破裂而发生脑出血。

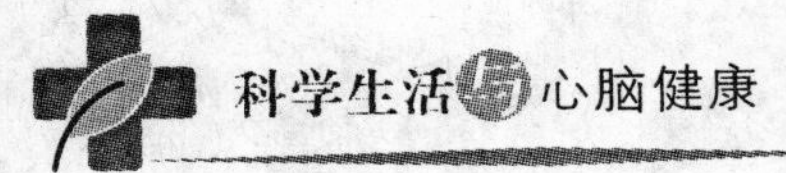

至于缺血性脑血管病，多数脑梗死也与高血压有关。在患脑梗死患者群体中，血压增高者要比非高血压患者高 4 倍。高血压可加速动脉硬化过程。所以防治高血压，保持血压平衡是预防脑血管病最重要的手段之一。故对高血压患者，应科学地有规律服药，经常测血压，以找到合适的药量，不能吃吃停停或感觉不舒服才吃，要将血压保持在一定水平上，才能收到较理想的效果。

十二、为什么说降压平缓才能预防脑血管病

临床发现，有的患者由于对降压药使用不当，造成降压过度同样容易引起脑血管病。

降压过度引起的脑血管病多发生于老年人，因为老年人的压力感受器不敏感，对迅速下降的血压不能及时代偿，脑对低血压耐受性差，易造成大脑灌流障碍，导致缺血性脑血管病。因此，高血压患者在积极治疗的过程中，降压必须平缓，不宜过速。服降压药时就经常检查血压，需要指出的是血压过低时也会出现类似于高血压的症状，如头痛、头晕、走路不稳。因此，应在医生的指导下服用降压药，不要随意加大剂量。

十三、为什么脑血管病患者要长期规律平稳降压

高血压患者在血压升高时，尤其是出现不适症状后，往往大量服用降压药，甚至成倍加量，或者几种降压药联合吞服，从而导致血压大幅度下降，诱发缺血性脑血管病。因此，在应用降压药时，应在医生指导下服用。首先，无论有无症状，血压高一定要降，只有这样才能降低脑血管病的复发。但每个患者在不同情况下如何降，降到什么程度，选什么药大有讲究。患者必须坚持长期用药，即使血压降至正常（一般应降到 140/90 毫米汞柱以下），也要维持用药，不然血压会再次升高。有不少患者认为长期

用药会产生耐药性，时间长了降压效果反而不好，这是误解。事实上只要应用得当，降压药可长期有效。因此，大多数高血压患者要采取逐渐降压的办法，把血压降到理想水平。目前高血压治疗主张应用长效制剂，即 24 小时平稳降压。不宜过低、过快，不然会适得其反。

十四、为何脑血管病患者服用降压药不能突然停药

脑血管病患者伴有高血压者不乏其人，服用降压药物也是常有的事。但有一点应特别注意的是不要突然停药，这是因为长期服用降压药的患者，如果突然减量或停药，可使血压反跳而引起一系列反应，称为降压停药综合征。主要表现：血压突然急骤升高、头晕、头痛、乏力、出汗等；有的因血压突然升高并发心血管痉挛、心肌梗死而危及生命。其发病机制：多数学者认为，这是由于部分降压药长期服用，可使机体产生耐药性和依赖性，突然停药可出现反射现象，血压反跳升高所致。

脑血管病患者饮食调养要注意什么？

（1）限制总热量，控制体重在标准或接近标准体重范围。

（2）减少饱和脂肪酸和胆固醇摄入量（胆固醇每日限制在 300 毫克以下），尽量少吃或不吃含饱和脂肪酸高的肥肉、动物油以及动物内脏。

（3）多吃富含膳食纤维的食物（粗粮、蔬菜、水果等），尽量少吃蔗糖、蜂蜜、水果糖、糕点等。

（4）每日蛋白质应占总热量的 12%～15%，并包含一定量的优质蛋白（乳类、蛋类、瘦肉、鸡、鱼、大豆等）。应适当补充维生素 C、烟酸、维生素 B_6 及维生素 E；还应注意钾、镁和微量元素铬、硒、锰、碘等的摄入。

（5）盐摄入量每日控制在 4 克左右。

（6）定时定量，少食多餐。三餐的热量分配最好为：早餐 25%～30%，午餐 35%～40%，晚餐 25%～30%，两餐中间可以加餐。

十五、心脑血管病患者冬日晨练易出危险

统计显示，有 70%～80%的心脑血管病患者都在清晨猝发病症，因此有心脑血管疾病“清晨峰”之说。专家建议有晨练习惯的患者应把锻炼安排在下午。另冬日做好保健，晨起要控制好血压。经研究发现，心脑血管的发病高峰一般是在一天中交感神经活动最强的一段时间，集中在上午 6 时至中午 12 时。急性心肌梗死、心律失常、心源性猝死所致的心脏急症多发生在此段时间内。究其原因，可能与清晨醒后血浆中的儿茶酚胺、肾素、血管紧张素等迅速升高，从而导致血压迅速升高、心率加快、血管收缩、粥样硬化斑块易于破裂，进而引起心脑血管疾病的猝发。

低气温是诱发心脑血管疾病发作的主要原因之一，七成以上的心肌梗死患者和五成以上的冠心病患者对气温的变化非常敏感。清晨天气异常寒冷，会刺激交感神经兴奋，使血管收缩加强，造成血压波动，从而诱惑发心脑血管疾病突发。而且，气温过低还会造成冠状动脉和脑动脉血管痉挛，导致冠心病和脑卒中。

十六、冬日保健要注意什么

（1）避免迎风急走，因为大风降温时，心脏急症的发生率往往会大幅增加。

（2）久卧不动会使血流缓慢，形成血栓，所以冠心病患者应选择下午较暖和的时间进行适量的体育锻炼，如散步、慢跑、游泳、打太极拳等。但应注意，运动要因人而异，量力而行，循序

渐进，适可而止，运动量以无不适感为度，过量则有害健康。持之以恒的运动可以增强心脏的功能，促进侧支循环的形成。

（3）肥胖可以加重心脏的负担，所以提倡少食多餐，七八成饱，粗细粮搭配，低盐、低脂、低糖、低热量饮食。

（4）大悲大喜也易造成心脑血管病猝发，因此尽量保持平稳的情绪。

（5）避免急性感染，寒冷可使呼吸道抵抗力降低，所以，冬季是感染性疾病的高发季节。近年来的研究表明：急性炎症过程会引起粥样硬化斑块破裂，大量的炎性介质会破坏血液系统，凝血失衡，导致血栓形成。冠心病患者应特别注意加强自我保护，努力增强自身免疫能力，增强抗病能力，避免感染的发生。一旦感染，无论轻重都应积极治疗。

（6）避免讳疾忌医、漫不经心。冠心病是一种慢性器质性疾病，目前还无法根治，所以坚持治疗非常重要。保健不能代替治疗，患者一旦出现症状，一定要及时到医院就医。

十七、脑血管病恢复期的用药有哪“四项原则”

（1）必须坚持长期服药。随着医疗水平的不断提高，脑血管病急性期如果治疗及时，措施得当，仅有极少部分患者在 15 天内死亡，而绝大部分患者都能度过急性期，再经过 1～3 个月的治疗，即可获得基本痊愈，大都可以不留或仅留有轻微的后遗症，从而进入恢复期。脑血管病患者的恢复期大都比较长，一般需要 3～12 个月。也就是说，如果脑血管病患者有半身不遂、言语不利、口角歪斜等症状，经过一年时间的治疗还不能基本恢复，那就是所谓的脑血管后遗症了。所以，度过急性期的患者仍然需要积极治疗一年时间，这是不容置疑的。那么，是不是一年以后就可以不服药了呢？回答是否定的。根据临床资料统计，脑血管病在第一年内的复发率为25%～30%，第二年的复发率为17%～20%，第三年的复发率为20%～23%，第四年的复发率为15%～18%，第五年的复发率为5%～9%。由此可见，脑血管病患者的服药时间，最好能坚持5年，这样复发率就可以明显降低。

（2）最好选用中成药。脑血管恢复期患者应该选用什么样的药物，是患者及其家属都十分关心的问题。许多人由于缺乏这方面的知识，往往只能从报纸、电视等媒体广告中选择药物，这种不能根据自身的具体情况，盲目依据广告宣传用药的做法是非常不科学的，也是十分有害的。从预防脑血管病复发和治疗后遗症的角度来讲，医学界无论是中医还是西医，比较一致地认为脑血管病恢复期患者还是选用中药制剂为好。当然，长期服用中药煎剂也存在着诸多不便，如每天都需要煎熬中药、每次的服用量比较大等等。不过，随着中药制剂的不断发展，现在已有很多适合于脑血管恢复期患者使用的中成药问世，如血栓心脉宁、脑梗死片、脑血管病回春丸、华佗再造丸、大活络丹等等。患者可以在医生的指导下，根据病情和体质等具体情况，有针对性地选择服用。必要时，还可配合使用一些有调补作用的中成药，如益气、滋阴、温阳、养血类药物，这样便可取得更加理想的效果。

（3）不能奢望有特效药。不少脑血管病患者及其家属求愈心切，总想能找到一种或几种特效药，使用后能在短期内得到康复，或有效防止复发，有些人甚至错误地认为进口药、贵重药就是好药、特效药，于是不惜一切代价给患者使用。其实，就脑血管病患者而言，由于诱发脑血管病的病因非常复杂，有高血压、血脂异常、高血黏度、糖尿病等疾病，这些疾病都属于慢性病，其治疗也都需要一个漫长的过程，所以脑血管病恢复期患者的用药也就更为复杂。因此，对于脑血管病恢复期患者，不可能有什么特效药能使其在短期内获得痊愈，或者绝对防止脑血管病再次复发。

脑血管病患者及其家属需要特别注意的倒是，患者在用药预防脑血管病复发和治疗后遗症的同时，不能忘记采取必要的措施控制血压、调节血脂和血黏稠度、控制血糖等容易引起脑血管病复发的原有疾病，只有这样，才能有效地预防脑血管病复发和治疗脑血管病后遗症。

（4）勿乱投医及滥用药。庸医害人，不胜枚举，千万不要上当受骗。要知道，脑血管病用药，最讲究“个体化治疗原则”，绝不可生搬硬套别人的用药经验。尤其有些镇静药、降压药、抗凝药、溶栓药等，用之不当会引起严重后果。如大多数镇静药都有抑制大脑皮层、扩张血管、松弛肌肉、抑制抽搐的作用。如果地西泮（安定）、氯丙嗪等药物用量过大，超过了机体的耐受程度，会引起缺血性脑血管病。大量长期应用利尿药，使水分从尿中排出，如不及时补充液体，则造成体内失水过多，血液浓缩、黏稠度增加、血流变慢，易形成血栓，引起脑血管病。去有条件的医院看医生，与医生全面合作，按照医嘱用药，才会取得满意的效果。

十八、脑血管病恢复期用药存在“一短三乱”吗

很多患者在脑血管病恢复后，经常会乱服药，这样很容易使脑血管病再次复发。脑血管病恢复期的治疗是一个长期的系统工程，包括心理、功能、药物等多方面。功能恢复的程度与原发病的严重程度相关，恢复得好坏，会不会二次复发关键在于能否长期用药、有效用药，全面控制血压、血糖，调节血脂，降低血黏度。

脑血管病恢复期用药不能“一短三乱”。一短，即坚持服药时间短。根据脑血管病加重与复发的规律，脑血管病患者服药至少应该坚持5年，5年后复发率才会明显下降（5%），功能恢复才基

本定型。三乱就是乱用西药、乱用中药、乱用保健食品。一些人为了寻找所谓“特效药”，听信“野广告”，结果经常上当受骗。

一般来说，脑血管病恢复期的治疗用药不必追新求奇，一些临床常用的基本用药就很有效，不必再选用其他药物。

十九、对脑血管病认识的误区知多少

（1）脑血管病是一种病。其实，脑血管病不是一种病，它是对急性脑血管病的统称或俗称。实际上脑血管病是一类疾病，包括脑出血、蛛网膜下腔出血、脑梗死、脑栓塞、腔隙性脑梗死和小卒中（短暂性脑缺血发作）6 种疾病。其中前两种属于出血性脑血管病，后 4 种属于缺血性脑血管病。

（2）只有中老年人才患脑血管病。虽然 90％的脑血管病都是发生在 40 岁以上的中老年人身上，但毕竟还有 10％的脑血管病患者不是中老年人。近几年，脑血管病发病呈现年轻化趋势。最年轻的脑血管病患者仅 29 岁，30～45 岁的中青年患者明显增加。

年轻人发生脑血管病除了常见的高血压、糖尿病、血脂异常、吸烟、酗酒等危险因素外，还有如血液病、心脏疾病、先天性疾病、免疫系统疾病等，应积极查找原发病并治疗。因此，应采取健康的生活方式，积极有效地控制脑血管病的危险因素，同时注意合理膳食、增加体育锻炼、戒烟限酒，发现预警信号及时就医。这样，3/4 的脑血管病是能被控制的。

（3）血压正常或偏低者不患脑血管病。高血压是脑血管病的重要危险因素，但这并不意味着只要血压正常甚至偏低就不会有脑血管病的发生。其实，低血压也是脑血管病的危险因素。正是因为血液对血管存在一定的压力，才保证机体有正常的血液供应，如果血压过低或被降得太低，都有可能诱发缺血性脑血管病如脑梗死发生。

血压正常或偏低的脑动脉硬化患者，由于脑动脉管腔变得高度狭窄，或伴有颈动脉斑块形成，或有血脂、血糖、血黏度增高，导致某支脑动脉发生了堵塞，使局部组织缺血缺氧而丧失功能，可引起缺血性血管病。

（4）瘦人不会发生脑血管病。胖瘦与脑血管病并没有直接的相关性，肥胖者只是因其容易并发高血压、糖尿病，所以历来被认为容易发生脑血管病。其实，瘦人如患高血压、糖尿病同样有发生脑血管病的危险。有些人以为瘦人不会发生脑血管病，于是拼命减肥。其实，科研工作者做过这方面的试验：有人对 3975 名患有高血压的 60 岁以上的老人进行跟踪调查，得出结论：瘦人也会发生脑血管病，只不过比胖人略少一些。所以，不管胖瘦，都应采取综合防范措施，以避免脑血管病的发生。

（5）短暂性脑缺血发作无关紧要。不少脑血管病患者发病前在短时间内出现过一侧肢体无力或麻木症状，伴有突然说话不利或吐字不清。但由于上述症状常在数分钟内消失，头部 CT 检查正常，而不易引起人们的重视。其实，这是微小脑梗死引起的瞬间脑局部缺血，医学上称为短暂性脑缺血发作。约有一半短暂性脑缺血发作患者在 5 年内会发生偏瘫，因此必须高度重视短暂性脑缺血发作，及早就诊防治。

（6）脑血管病发病突然，没有先兆。脑血管病多为突然发病，但并不意味着没有预兆。发生前会有短暂性脑缺血发作，发生于完全性脑血管病之前的数小时、数天、数周和数月，有如下表现：突然发生的单眼或双眼视物模糊或视力下降，面部或单侧或双侧肢体的麻木、无力或瘫痪，表达言语或理解言语困难，眩晕，失去平衡或不能解释的摔倒，吞咽困难，头痛（通常突然发生且非常剧烈）或某种不能解释的头痛，上述症状发作持续数分钟。不幸的是，正是由于发作时间短暂，症状很快消失，易被患者所忽略。短暂性脑缺血发作常预示着可能继发而来的严重脑血管病，是脑血管病的警告，应被当做急症及时处理。神经科医生更应重视对短暂性脑缺血发作的认识，防止发展为完全性脑血管病。

（7）患了脑血管病不死必残。过去是这样，但近年来由于医疗技术的不断进步，脑血管病的治愈率显著提高，脑血管病后5年生存率已达到62%左右，平均寿命已达66岁，后遗症大为减少。脑血管病的预后与脑血管病的类型、严重程度、部位、病灶的大小有关，不一定都会落下残疾。但近年来随着医疗水平的提高，脑血管病的死亡率已显著下降，后遗症也大为减少。

（8）脑血管病只能进行内科保守疗法。过去确实如此，但近年来国内外已开展了外科手术疗法，而且效果较好。缺血性脑血管病开展颅外动脉搭桥术、大网膜颅内移植术、椎动脉减压术等；出血性脑血管病的手术适应证是中等量出血经内科保守治疗效果不佳者，手术主要有两种：开颅清除血肿和立体定位手术清除血肿。

（9）脑血管病治愈后很少复发。脑血管病很容易复发，复发率高达25%，而且还有多次复发者。这是因为所谓脑血管病治愈仅仅还是临床症状消失，其病理基础——动脉硬化、高血压与血液流变学改变，均未治愈，故应认真对待复发。这是因为所谓脑血管病治愈仅仅是临床症状消失或好转。某些脑血管病事实上是一些内科疾病的并发症，只有将这些内科疾病有效控制，如高血压病、糖尿病、血脂异常、肾脏疾病等，才能减少脑血管病复发。因此，脑血管病恢复后一定要继续治疗原发病，加强自我保健，定期复查，警惕和防止复发。

（10）父母亲患脑血管病，子女必得。这种说法不准确。应该说，有的脑血管病具有遗传倾向，而有的脑血管病则没有遗传倾向。因此，脑血管病患者的家人不必忧心忡忡。但应指出，这些人患脑血管病的危险性可能大于一般人群。为此，他们应加强自我保健，认真、积极防治高血压、血脂异常和动脉硬化等。

(11) 发病突然，无法预知。脑血管病发病确实突然，常常令人措手不及。在脑血管病发病前有许多先兆，只不过容易被人忽视。比如，脑血管病发病前会有一次到多次的短暂性脑缺血发作，或者出现突然发生的单眼或双眼视物模糊或视力下降，面部或单侧或双侧肢体末端有麻木感、无力或瘫痪，说话困难，眩晕，失去平衡或不能解释的摔倒，吞咽困难等，一般发作仅持续几十秒或几分钟便消失。不幸的是，正是由于先兆症状发作时间短，如同夏天一场雷阵雨后又是艳阳天一样，易被患者忽略。明白了这一点，一旦出现上述先兆，须积极到医院求治。特别是短暂性脑缺血发作，常预示大脑血管病的来临，应当按急症处理，不可延误!

(12) 脑血管病患者要静养。其实脑血管病患者静养，不但影响偏瘫肢体运动功能恢复，而且还易造成废用综合征：瘫肢关节僵硬、肌肉萎缩。

(13) 偏瘫是“不治之症”。经常听说偏瘫的最佳效果时期是6个月以内，从而认为6个月以后偏瘫康复就没希望了。经过积极有效的康复治疗，完全有可能达到生活自理，重要的是把握治疗时机，尽可能不要错过6个月的最佳康复时期。国外文献报道，最长有8年的偏瘫者经过有效康复训练之后也能有效提高生活自理能力指数和自理能力。

(14) 忽视康复，认为偏瘫的后遗症是在死亡线上抢救时留下的，能保住性命活着就已经不错了，偏瘫是不可避免的，从而不愿采取积极的治疗方法进行康复。

康复的目的一方面是让偏瘫老人恢复自理能力；另一方面是让偏瘫老人发挥残存的身体功能，防止变成“卧床老人”。许多家庭就是因为忽视早期康复，而被“卧床老人”的局面所拖累。

（高春华，蒋从清，张振建）

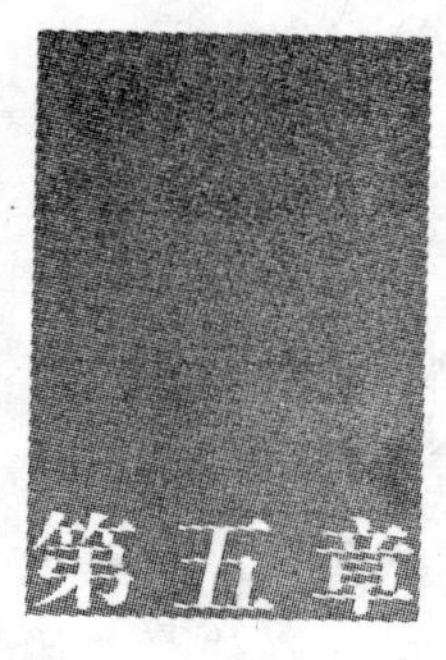

第五章

心脑血管疾病的五条防线

第一节 第一条防线——致残致命在中老年，起病在 18 岁以前

动脉粥样硬化的上游是多重危险因素（吸烟、高血压、糖尿病、血脂异常、肥胖、代谢综合征等）的流行。心血管疾病的预防必须从上游抓起，从源头治理，而不良生活方式的改变是基本点。贫穷的人吃不饱穿不暖，不会得这种病。如二战时期的欧洲，心血管病就罕见。1953 年在朝鲜战争期间，美国医学界公布的论文证实，对临床并没有冠心病表现的战死的美国士兵的尸检研究发现，相当多的死者心脏已有冠状动脉的早期病变；他们的平均年龄仅 20 余岁。1975 年，对越南战争中战死的美国士兵的尸体又进行了此方面的重复研究，此时尸检的士兵的平均年龄为 22 岁。令人吃惊的是，12 年过去，冠状动脉阻塞的征象上升至 55%。当年对朝鲜战争中战死的中国和朝鲜士兵的解剖结果却恰恰相反，他们的冠状动脉壁光滑，没有明显的硬化斑块，真是“一尘不染”。

造成这种差异的根本原因是两国士兵的生活水平和生活方式的不同。其实，这些美国士兵的血管病变早在童年时期就已启动了。近期的一项研究表明，18 岁以前因车祸死亡的美国青少年在无冠心病临床症状的情况下，68%已有了血管的轻度脂肪或斑块。日本青少年的糖尿病患病率剧增，并且 18 岁前青少年糖尿病患者中 80%为原本是成人常见的Ⅱ型糖尿病。现在，我国的青少年正在重蹈美国大兵几十年前的覆辙，麦当劳、肯德基等洋快餐的风行，以车代步、看电视、玩电脑上网、足不出户，结果肥胖超重十分常见。三四十岁的人患心肌梗死不罕见，已占了心肌梗死住院病人的 1/5。冠心病患者的死亡率最近 8 年在城市中升高了 53.4%，心脑血管疾病造成的各种经济损失接近 1 000 亿元人民币。

我们应该动员所有的力量，唤起公众对心脑血管疾病关注，组建防治心脑血管疾病的多个相关学科参与的非政府机构与政府相应的职能部门、媒体和相关企业（医疗保险业和药品与医疗器具生产企业）组成的广泛联盟，构筑心血管疾病的全面防线。

（高春华）

第二节　第二条防线——防发病，一级预防

中国有句古话说“防患于未然”，中国的《黄帝内经》几千年前就阐明“上医治未病”。什么叫防患于未然、治未病呢？就是一级预防，就是在你还没有发病的时候去防病，就是对已存在的多种危险因素在源头的综合控制，就是将我们防病治病的重点从“下游”转到“上游”？这是一个非常重要的医学模式的转变。过去我们将大量人力、物力、财力放在溶栓、搭桥、介入等高科技投入上，医院变成了“大修厂”，却对花钱少、效益大的一级预防很不重视。

一、在防发病一级预防上，我们再也不能等闲视之

一级预防怎样去做呢？过去是对多重危险因素分兵把守，往往事倍功半，因为很少人只有一个危险因素，往往是吸烟、高血压、血脂异常、糖尿病、肥胖、不健康生活方式等多种危险因素并存。在横向上心脏学科、糖尿病学科、神经学科、内分泌学科、肾脏病学科及老年病学科等应紧密联合起来，共同综合治理控制上述的多重危险因素。在纵向上专科医生应关注社区干预，与全科医生联防，加强我国社区医生的继续教育，这是科学研究→院内治疗→院内急诊→院前急救→社区医疗服务（专业学会、社会、社区）多种医学功能的集合。结成广泛的联盟，筑起全面的防线，必须从一级预防下手。如高危的高血压患者，仅靠饮食、锻炼是不能完全控制血压的，必须同时用药物干预，而且要特别强调温和适度的锻炼；中危的高血压患者，应改变生活方式如合理饮食与进行有氧运动，大多数也应同时用降血压药物。低危的，即很轻的高血压患者，可以先靠运动、控制危险因素等调整 6 个月，以观后效。要分析每一个个体的危险因素是什么，估计其未来 10 年发生心肌梗死和脑卒中的危险程度。如糖尿病合并高脂血症，这两个危险因素常常狼狈为奸，必须吃药治疗，同时有效改变不良的生活方式。对于没有糖尿病的轻度高血压患者可以通过改变生活方式、限盐 6 个月后再决定是否用药。这里要特别提醒一句，在血脂异常的干预力度上，糖尿病和冠心病心肌梗死的危险程度等同（称等危症），切不可忽视。

二、社区医生比大医院的医生可能更适合你

这里还要特别强调医院专科医生与社区全科（通科）医生的

联防。现在很多人处于亚健康状态，当有疲劳、记忆力减退时，就要到医院去看，专科医生介入做手术在行，往往不能或不会给你开出综合性的健康处方，对你生活方式进行全面干预。很多人出了医院大门，又被工作生活的惯性卷进了漩涡里，这就急需社区医生干预把关，由社区医生盯着你去实施预防和改变生活方式。社区医生也有个轻重缓急，轻的不用老去看，打打电话监督就行。老百姓往往忽视自己身边唾手可得的社区医生，一点小毛病就上大医院，巴不得认识个大医院的名医为自己排忧解难，可越是大医院越是名医他就越忙，最正确的是选一个优秀社区医生作为自己的"私人医生"，经常与他沟通。

医院的专科医生与社区的全科医生联盟，还有很重要的一点就是患者可获得连续性治疗而不至于医院开了药，制定好了方案，回到社区就变了。比如目前在某些地区的二级医院，他汀类药是自费药，这种药一会儿吃，一会儿停，比不吃还坏；有些社区医生过分顾虑他汀类药存在的很少见的横纹肌（溶解）或肝脏损害的危险，不敢用药；对有些降血压药，在患者血压平稳后就把药停了，而不是持续合理用药，因为用药的失误，过一段病情重了，又得来住院，这样造成医疗资源的浪费。其实社区的全科医生和医院的专科医生是联盟关系，要互相衔接。在发达国家每个老百姓都有社区医生。中国老百姓要更新观念，去寻找、定位自己的社区医生。只有专科医生与社区全科医生在心脑血管疾病防治上认识一致，行动一致，才能保证心脑血管防治实践的连续性。大医院的医生有责任培养提高社区医生的水平。

三、生老病死非天定，健康握在你手中

每个人都希望健康长寿，但最终每个人都要死亡，这是大自然的规律，我们无法改变。但这个世界有太多的东西值得我们留

恋，每个人都希望活得尽可能长一些，生活在身体健康状态下的年月能够多一些。生老病死这些都是生来注定无法改变的吗？不是，你的健康很大一部分是掌握在你手中的。先让我们来看一看影响健康的一些因素，有一些我们确实无法改变。首先性别，如果你生下来就是男的，那就注定你患冠心病的机会要比女性早，男性发生冠心病要比女性平均提前 10 年。性别是天生的，我们无法改变，和性别相关的疾病风险我们也无法改变。另一个我们无法改变的是年龄，很多疾病和年龄相关。致命性心肌梗死 80%以上发生在 65 岁以上的老人，女性在 50 岁左右的绝经期前，冠心病的发病率明显低于男性，但过了绝经期后女性冠心病的发病率迅速上升。家族史我们也无法改变，以冠心病为例，其发病有家族聚集倾向，什么意思呢？假设小王的父母中有患冠心病的，小李的父母没有得冠心病，尤其在非高发年龄早年患有或死于心肌梗死，那么小王发生冠心病的可能性是小李的 2～4 倍。美国人进行了一项研究，共调查了 45 000 多例患者，结果显示如果父母双亲中有一个 70 岁以前患急性心肌梗死，那么子女发生急性心肌梗死的风险增加了两倍多，而且父母发生心肌梗死的年龄越早，子女发生心肌梗死的危险性就越大。美国著名的心脏病专家 Braunwald 参与的一项研究，对因种种原因死亡的 136 例 1 岁以下的婴儿进行了尸体解剖，令人吃惊的是，有冠心病家族史（父母、爷爷、奶奶等直系亲属有冠心病）的婴儿平均心脏冠状动脉狭窄程度是没有冠心病家族史婴儿的 1.4 倍。疾病的这种家族聚集发生的规律至少目前我们是无法改变的。

既然有许多情况如年龄、性别、家族史等我们无法改变，还要说它干什么？其实它还是非常重要，如果你有了上面这些情况，那你已有一些高危因素，已是危险人群了，就更要提高警惕。警惕以下心血管危险因素：吸烟、糖尿病、高脂血症、高血压、体力活动少、腹型肥胖、紧张，这些都是导致发生心血管疾病的危险因素。值得庆幸是，和前面所讲情况不同，这些危险因素都掌握在你手中，你可以改变它。其中重中之重是戒烟、控制糖尿病、控制高血压、纠正血脂紊乱，尤其是用他汀降胆固醇、合理饮食和坚持有氧运动。

四、一人戒烟，全家受益

首先谈一谈吸烟。在我们国家吸用烟草制品是危害大家身心健康的最主要因素之一。据统计在 35～69 岁的人群中，吸烟引起的死亡占全部死亡的 30%，触目惊心。吸烟不是嗜好，吸烟是 WHO 正式认可的疾病，吸烟有病！但吸烟是第一位可以改变的危险因素，吸烟是引起过早死亡的首位可预防因素。与代价昂贵的高血压和糖尿病以及高血脂治疗相比，戒烟不需要花钱，而且没有副作用。

很多人都知道吸烟损害呼吸系统，容易得肺癌。那么吸烟和心血管病有什么关系呢？这个问题其实早已有了答案。美国的所有心血管疾病死亡患者中，吸烟的权重占将近 20%。吸烟能减少血液中的氧含量，可使血管中血凝块更容易形成；吸烟可促进动脉粥样斑块的发生和发展，可使血压产生一过性增高，这些情况都明显增加发生心肌梗死和脑卒中的危险。人体内有“好的”胆固醇，如高密度脂蛋白胆固醇，它可以帮助把“坏的”胆固醇如低密度脂蛋白胆固醇从血管内皮下运走而减少动脉粥样硬化的发生，吸烟可以使“好的”胆固醇减少。男性吸烟者的高密度脂蛋白胆固醇比不吸烟者低 12%，使发生动脉粥样硬化的机会增加。而吸烟又和其他的危险因素相互作用，其危害远不只是相加而是倍增的关系。举一个例子，如果你有高血压，同时还吸烟，那你太不幸了，得脑卒中的机会是不吸烟没有高血压人的 20 多倍。其实吸烟的危害远远超过我们所了解的情况。美国有一个研究发现，服用避孕药的妇女脑卒中的发生率增高，这是怎么回事呢？难道是避孕药的事，这可是个大问题。但进一步研究很快洗刷了避孕药的罪名，你可能想象不到，避孕药仅是“旁观者”，“罪犯”是同时存在的吸烟。既然吸烟有那么多害处，那就戒了吧。也许你要说，戒烟太难了。确实如此。但是我要提醒你，戒烟再难再苦也比得了偏瘫或心肌梗死恢复起来容易得多，要减少发生心肌梗死或脑卒中的风险，请现在就戒烟吧。吸烟越多，危险就越高。无论吸了多长时间的烟，从现在开始戒烟，现在就开始受益。科学研究证实，吸二手烟同样有害。什么是吸二手烟？就是从别人嘴里吐出来的烟你再吸进去。一个家庭如果有一个人吸烟，其他人同样受害，相当于都在吸烟，吸烟者在伤害自己的同时，也在伤害家人，伤害养育你的父母，伤害同风雨共患难的妻子，伤害可爱的孩子。有研究显示如果不吸烟而和吸烟的人生活在一起，相对于和不吸烟的人生活在一起，心血管疾病死亡的危险增加2倍。吸烟害人又害已，在公共场合吸烟，是缺乏社会公德的行为！

五、吸烟是人类的重量级杀手，使本不发病的发病，使晚发病的早发病

这里需要纠正一个常见的谬误。有人说吸烟没什么了不起，某某吸了一辈子烟还活到80多岁呢，科学的发展早已对此有了明确的解释。许多疾病都有两个原因，一个叫内因，一个叫外因。内因就是遗传基因，外因就是环境因素。得病就是内因和外因交互作用的结果。首先讲内因，内因是一种遗传倾向，比如前面所讲的疾病发生的家族聚集倾向就属内因。例如爸爸高血压、妈妈高血压，生出来的孩子45%得高血压；如果爸爸妈妈有一个是高血压，生出来的小孩28%得高血压；如果爸爸妈妈都正常，孩子

有没有高血压？有，但只占 3.5%。遗传作为内因，是先天的，我们无法改变。外因是什么呢？外因是促发因素。以冠心病为例，吸烟、高血压、血脂异常和糖尿病是四大促发因素。那么内因和外因到底是什么关系呢？以冠心病和吸烟为例解释一下。如果你有冠心病遗传倾向，那情况就很糟糕，不吸烟可能 60 岁得冠心病心肌梗死，如果吸烟可能 40 岁就得心肌梗死，吸烟使发病年龄大大提前，由老年提前到中年甚至青年。如果没有发生冠心病的遗传倾向，就可以放心大胆的吸烟吗？答案是否定的，首先目前的技术很难确定一个人没有冠心病遗传倾向，此外即使“真的”没有冠心病遗传倾向，如果吸烟，那么得冠心病的机会仍较不吸烟者增加许多。有人吸烟活到 80 多岁，他应该没有一些慢性病家族史，没有高血压，没有高脂血症和糖尿病，否则甭说 80 多岁，60 岁都难说；反过来说如果他真的有“长寿基因”，那么他不吸烟的话很可能活到 90 岁、100 岁，而吸烟了只活到 80 岁。这就是吸烟等促发因素的作用，使本不发病的发病，使晚发病的变成早发病。

还有人说我过去每天抽 1 包烟，我现在一天抽 5 支或 10 支，少一点就可以了。好多人都这样看，好像也有道理，真是这样吗？美国对此专门进行了一项研究，他们根据吸烟的焦油含量，把吸烟的人分成严重程度不同的 4 个组，小于 10 毫克、10～15 毫克、15～20 毫克和大于 20 毫克，与不吸烟的人进行比较。结果怎样呢？可能令吸烟者很沮丧，吸烟的 4 个组的发生心肌梗死的危险与不吸烟者相比分别增加了 2.8 倍、3.3 倍、2.2 倍和 2.7 倍。只要吸烟，那么患心肌梗死的风险就成倍地增加，而不论是吸几支还是十几支。要戒烟就必须彻底。不论吸多少年烟，戒烟后冠心病的危险迅速降低，到戒烟 3 年时，得冠心病的危险已和从未吸烟者相似。

还有一种错误观点，说我以前不知道吸烟的危害而一直吸烟，结果得了心肌梗死，现在反正已经生病了，再戒不戒烟无所谓了。大错特错！心肌梗死后患者死亡率本来就很高，年死亡率约10%，吸烟可以使心肌梗死患者死亡率增加数倍，在这个意义上，吸烟简直称得上是超级杀手。

六、戒烟是一门科学

那么怎么戒烟呢？对有些人来说并不困难，要戒烟不吸就可以了。但对不少吸烟者来说可能是一件很艰苦的事情，应根据自己的具体情况作出具体对策。下面的一些建议或许对你有帮助。首先要明白为什么要戒烟，目的要明确，自己要有戒烟的要求。你应该扔掉所有的香烟和火柴，藏起你的打火机和烟灰缸，在家里及工作的地方创造一个整洁、清新和无烟的环境。不吸烟了有时你很可能觉得无所事事，忙碌一点有助于戒烟。可以陪家人看看电影，逛逛公园，做做有氧运动等。到口腔科做一下洁齿，去掉牙齿上的烟斑，使牙齿洁白光亮，每次刷牙漱口时，可以想一想，不吸烟使我的面貌焕然一新，我一定要保持。当有吸烟的欲望时，可尝试一下深吸气。你可以把买烟的钱攒到一定数目，给妻子或孩子买一点礼品，家人的鼓励和称赞是成功戒烟的最佳动力。或者干脆给自己买点东西，难道你没有一直想买却又舍不得花钱的东西吗？好了，现在可以买了。

现在你戒烟已保持一段时间了，但是可能仍有吸烟的欲望。戒断后复吸的情况十分常见。这时是最考验你意志的时候了，千万不能有吸一次没事的想法。一次复吸前功尽弃。要了解可能触发你吸烟欲望的东西或场景，并给予认真对待和处理。调查显示，喝茶、工作遇到压力、看到电视中有人吸烟、看到别人吸烟和家人吵架等情况最容易使人产生吸烟的欲望。但许多情况是生活中躲不开的，关键是在复吸的想法控制你之前，你能够控制它。遇到这种情况时，要使你的手不闲着，手中可以玩两个核桃或钢球、写点东西、玩玩电子游戏等，或者干脆多干点家务，拖拖地板、刷刷碗、修理一下早该修理的自行车，家人高兴，自己还躲过了烟瘾。此外上烟瘾时，也可以使你的嘴不闲着。咀嚼口香糖、吃瓜子，甚至嘴里含一根牙签都有助于你度过难关。另外制定一个体育锻炼计划对戒烟也有很大帮助，游泳、慢跑、到公园跳跳舞、打打乒乓球等。体育锻炼对健康的好处自不必说，体育锻炼也可使你看起来面貌一新，自然会增强戒烟的信心，甚至可以把戒烟看作人生新的起点。

七、老烟枪怎么办

对“老烟枪”来说，吸烟往往有一定习惯。要戒烟则必须改变你的习惯。如果你总是喜欢在喝茶的时候来一根烟，那你可改喝咖啡或者干脆喝白开水，口味变了，对烟的需求也会发生变化。如果你喜欢饭后一支烟，那你吃完饭后马上离开饭桌干点别的事情，比如刷刷牙、洗洗碗筷、出门遛狗等。如果你喜欢在自己开车上班的途中吸烟，那你干脆乘坐一段时间的公共汽车，直到把烟戒掉。

如果你在家里吸烟很厉害，就应该多参加户外活动。周末尽量不要待在家里，可以去一些不允许吸烟的地方，比如图书馆、电影院或博物馆。虽然说少许喝酒对身体或许有利，但烟酒不离分，为了戒烟，你最好少喝酒。如果你要参加一个宴会，那可真是一个考验，我劝你在戒烟初期最好不参加。如果非参加不可，那你尽量和不吸烟的人坐一桌。你可以把你的朋友列一个名单，分为吸烟和不吸烟两类，戒烟早期最好和不吸烟的朋友多交往。

戒烟过程中，如果遇到工作或生活中一些压力时，你可能会有吸一支烟的强烈愿望来镇静一下情绪。且慢，我来教你两个更好的方法缓解紧张情绪。最简单的方法就是深呼吸，慢慢地深吸一口气，然后憋住，默数十个数，然后呼气，连作5次。好了，你试一试，看效果怎么样。另一个简单的方法是默想，闭上你的眼睛，放松全身肌肉，然后集中精力默想一个数字，或默想一个美好平和的景象，坚持20分钟。对少部分人来说，戒烟的过程是痛苦的，但戒烟所带来的结果却是美好的。

八、糖尿病与心血管疾病紧密联系

糖尿病是另一个重要的、可控制的心血管疾病危险因素。事实上糖尿病人很少直接死于血糖代谢紊乱并发症，如糖尿病酮症酸中毒昏迷、高渗性昏迷等，而多数死于大血管并发症，每3个糖尿病患者有2个以上死于心脑血管疾病。一旦确诊为糖尿病，在未来10年发生心血管事件的危险和已得过一次心肌梗死的患者是相似的，因此糖尿病又称为冠心病或心肌梗死的等危症，实际上糖尿病就是心血管疾病。下面我要帮助你了解为什么和如何处理糖尿病，以减少心血管疾病发生的危险。

糖尿病危险吗？是的，糖尿病是非常危险的一种疾病。未得到很好控制的糖尿病可导致许多严重的并发症，如失明、肾脏疾病、神经系统疾病、截肢和心脑血管疾病。

中国糖尿病患者正在迅速增加，20世纪70年代，糖尿病患病率不足1%，而现在北京等经济比较发达地区患病率已高于5%。糖尿病患者发生心脑血管疾病的风险是非糖尿病患者的2～4倍。而且糖尿病患者一旦发生心血管疾病，往往程度较重，例如糖尿病患者一旦被发现有冠心病，往往是向心脏供血的3支血管均有狭窄病变，而且常常是弥漫性的狭窄。现代冠心病治疗有一个突破性进展就是介入治疗技术的应用，不用开刀，用毛线粗细的导管经穿刺大腿根部的股动脉或腕部桡动脉把支架送到心脏血管狭窄的部位，把狭窄的血管撑开，从而使血流通畅。但应用这个技术有一个条件，就是血管狭窄的范围不能太长，不能太弥漫（一条血管多处狭窄，如同串珠）。糖尿病患者的心脏血管病变常常是长而弥漫，无法用支架来解决，只能开胸做搭桥手术，就是给换上一根或几根新的血管，甚至有的糖尿病患者的心脏血管桥都没办法搭，因为病变太弥漫，从头到尾都有严重病变，新的血管没有地方接，足见糖尿病危害之烈。糖尿病发生心肌梗死、心力衰竭和其他并发症的发生率也明显增高。

除了确诊的糖尿病患者，还有大量患者处于糖尿病前期的“血糖增高”阶段。什么是血糖增高阶段？就是血糖高于正常，但还没有达到糖尿病的诊断标准。常有 3 种形式，空腹血糖高、餐后血糖高和糖耐量异常。研究表明在糖尿病前期的血糖增高阶段，患心脏病的危险已增加了 50%。而这种情况的最大危害在于此阶段患者本人常常没有明显症状，不知道处于糖尿病前期，或者即使知道了却不重视，未进行正确处理，任由病情发展恶化。

糖尿病导致的神经损害，使患者的痛觉阈值增加，易发生无痛性心肌梗死而导致诊断延误。糖尿病患者心肌梗死的死亡率高于非糖尿病患者。糖尿病是一种代谢紊乱疾病，除了血糖异常外，血脂也容易出现异常，身体内好的胆固醇——高密度脂蛋白胆固醇（HDL-C）降低，而甘油三酯水平升高，糖尿病患者同时有坏胆固醇——低密度脂蛋白胆固醇（HDL-C）升高的倾向。大约每 3 个糖尿病患者有 2 个超重或肥胖，他们中许多人又缺乏运动。这些情况导致糖尿病人患冠心病和脑卒中的危险大大增加。

九、什么是糖尿病

从字面来理解，就是尿中有糖。为什么尿中会有糖？因为血液中糖的浓度过高超过了肾脏吸收的能力。为什么血液中糖的浓度会过高？在人体糖主要是靠胰腺分泌的胰岛素来“消化”的，如果胰岛素分泌不足或者机体组织对胰岛素反应低下，那么你吃进去的糖就不能被很好代谢掉，积存在血液中导致血糖升高，这就是糖尿病。那么血糖多高算是高呢？如果两次测得空腹血糖≥126毫克/分升，则可诊断糖尿病。这里我要向你强调的是糖尿病前期，是一种非常容易被大家忽视的心血管疾病危险因素。前面讲过，它分3种情况，正常空腹血糖在60～110毫克/分升，如果在110～125毫克/分升称为“空腹血糖损害”；如果餐后2小时血糖在140～199毫克/分升称为“餐后血糖损害”；如果未诊断糖尿病，但糖耐量试验时服糖后2小时血糖在140～199毫克/分升，则称为“糖耐量异常”。空腹血糖损害、餐后血糖损害和糖耐量异常虽然不是糖尿病，但也不正常，可称得上是糖尿病的后备军，糖尿病的帽子随时可以落在你头上。需要注意的是此时虽然不是糖尿病，但已属于心血管疾病危险人群，患心血管疾病的危险较正常人增加了50%。如果此时加以注意，改变生活方式，给予恰当处理，大多数人可以不进展为糖尿病，心血管疾病的危险也可以降低。糖尿病前期是避免糖尿病及心血管疾病发病的最佳干预时期。

如果没有家族史，也没有任何症状，那么你应该在什么时候到医院了解自己的血糖情况呢？建议成年人在45岁时应进行空腹血糖测定，如果结果是正常的，以后每3年复查一次。如果你的结果高于正常，但还没有达到糖尿病的标准，那你应立即向你的医生咨询，综合你个人的情况包括家族史、年龄、性别及伴发的其他疾病等，评估发展为糖尿病的危险有多大，针对你个人应采取哪些措施进行预防。

十、糖尿病有哪些类型

糖尿病可分为两型。Ⅱ型糖尿病是最常见的形式，它常见的发病年龄为中年人，目前青少年发病率也在增加。它的发生是由于体内胰岛素产生不足或者机体组织不能有效利用胰岛素（胰岛素抵抗）。Ⅰ型糖尿病常发病于儿童和青年人。在Ⅰ型糖尿病，胰腺只能产生很少甚至不产生胰岛素。如果不天天注射胰岛素，那么Ⅰ型糖尿病患者将不能存活。糖尿病前期和随后发生的Ⅱ型糖尿病通常是胰岛素抵抗的结果。如果有糖尿病同时又有其他心血管疾病危险因素，如肥胖、高血压、血脂异常等，那么发生冠心病和脑卒中的风险更是成倍增长。胰岛素抵抗和动脉粥样硬化及血管疾病也密切相关，甚至可以出现在糖尿病确诊之前。

因为不同心血管疾病危险因素之间，其危害不是简单的相加关系，而是倍增关系。因此如果你得了糖尿病，一定要了解并控制其他心血管疾病危险因素，这对减少心脑血管事件尤为重要。

十一、有了糖尿病应该如何做

首先要改变不良的生活习惯，从现在开始戒烟。糖尿病和吸烟对发生心血管事件有互相累加的作用。吸烟的危害和戒烟的方法，前面已有论述。其次要控制你的血压。对糖尿病患者而言，对血压的控制必须更加严格，才能起到减少心脑血管疾病发生的作用，应该控制在130/80毫米汞柱以下。为使降压达到要求，除了药物治疗以外，还要多进行有氧运动、减轻体重和限制食盐摄入，口味应该清淡一些。如果你有糖尿病，你应该高度关注你的血脂情况。糖尿病往往有血脂异常，而糖尿病和高血脂又狼狈为奸危害健康。糖尿病患者对血脂控制的目标更加严格，坏胆固醇LDL-C应小于100毫克/分升，好胆固醇HDL-C应高于40毫克/分升，甘油三酯应小于150毫克/分升。这时最重要的是在控制糖尿病的同时联服1片他汀类药物。要达到这些目标，除药物治疗外，生活方式改变很重要，后面还要详细叙述。

上面说了一些危险因素的控制，那么糖尿病本身的控制当然是很重要的。如果你处于糖尿病前期，那么采取措施延缓或阻止糖尿病的发生，同样可减少心血管疾病的发生。规律的体育锻炼有助于减轻胰岛素抵抗状态，也就是说你能使你的身体更好地利用胰岛素，相同剂量的胰岛素可以发挥更大的降低血糖的作用。体育锻炼可延缓或阻止糖尿病的发生，并可降低血压从而降低心血管疾病的风险。你可以简单地按照一、三、五、七来进行锻炼。一是每天至少锻炼一次；三是每次要锻炼 30 分钟；五是每星期要锻炼 5 次；七是指每次运动中的心率要达到 170－年龄。这只是一般原则，每个人都有不同的情况，可以咨询医生，根据你的具体情况制定一个锻炼计划。

糖尿病和肥胖常常相伴相随，超重和肥胖本身会增加糖尿病和心血管疾病风险。超重和肥胖会增加心脏的负担并升高血压，还会增加坏胆固醇 HDL-C 的浓度，降低好胆固醇 HDL-C 的浓度。那么究竟什么情况算是超重，什么情况算是肥胖呢？一个人的标准体重可以按下面的简单公式计算：标准体重（千克）＝身高（厘米）－105，上下浮动 10%为理想体重范围。也有人采用一个经过改良的公式：标准体重（千克）＝身高（厘米）－100×0.9。第二个公式较第一个公式对中国人更为合适。标准体重有缺陷，它只考虑了身高没有考虑人体的肥瘦，因此有了更为准确的体质指数，计算方法如下：体质指数（BMl）＝体重（千克）/身高（米）^{2}。根据中国人自己的资料，体质指数在 20～24 较为合适，超过 24 算超重，超过 28 算肥胖。最简易可行是买把皮尺量腹围，男性超过 90 厘米，女性超过 80 厘米，应控制体重，少吃煎炸及其他高脂食品，减少热量的摄入，饭吃八成饱，多做有氧运动，日行万步路，有助于你减轻体重。

如果你确诊为糖尿病，首先要明确它是终身性疾病，不可治愈，治疗需持之以恒。去掉侥幸心理，以平静的心态对待它。糖尿病虽不能治愈却完全可以控制得很好，这几乎全靠自己。糖尿病患者需要对自己进行很好的管理，对糖尿病了解得越多，就越容易控制好病情。应该学会测定尿糖，如有条件，学会正确使用便携血糖计，掌握饮食治疗的具体措施和体育锻炼的具体目标要求，知道使用降糖药物的注意事项，学会胰岛素注射技术。生活要有规律，预防各种感染。

十二、饮食治疗在糖尿病治疗中最困难，但也最重要

糖尿病患者应在医生的指导下确定自己每日所需要的总热量，一般根据体重和不同的体力活动来制定。然后确定碳水化合物的含量，一般占总热量的50%～60%，建议食用粗制米、面和一定的杂粮，应避免食用葡萄糖、蔗糖、蜜糖及其制品（各种糖果、甜点、冰淇淋、含糖饮料等）。饮食中蛋白质的含量一般不超过总热量的15%，脂肪约占总热量的30%。提倡食用绿叶蔬菜、豆类、块根类、粗谷物、含糖成分低的水果等。这些食物不但提供饮食中的纤维素，还有利于各种微量元素的摄取。应限制饮酒，每日摄入食盐应限制在10克以下。如果有高血压则应限制在6克以下。每个人生活的区域不同，饮食习惯不同，每种食物所含营养成分千差万别，很难制定一个统一的食谱，应该在医生的协助下，根据你的具体情况制定合理的食谱。

对糖尿病患者而言，合理的体力活动和饮食控制同样重要，它有助于你控制糖尿病。体力活动可以消耗热量而降低血糖水平，还可以增加胰岛素的敏感性，使你的身体更好地利用食物获得能量。体力活动可以改善微循环和改善心脏泵血功能。但在进行体育锻炼之前，尤其是你的血糖还没有很好地得到控制或年龄超过

35岁，一定要向医生咨询。最好要医生和你一起制定一个适合你个人情况的锻炼计划。糖尿病患者进行体育锻炼要消耗额外的能量，因此饮食和治疗药物都有可能需要进行调整，而这些都应由专业医生根据你的个人情况进行处理。如同改变饮食习惯，改变运动习惯也需要一定时间。最好根据具体的情况来制定，不要盼望自己像专业运动员那样运动。要现实一点，慢慢增加运动量。比如每天可以先活动10分钟，然后逐渐增加到每天30分钟。早餐前、午餐和晚餐后散散步，尽量爬楼梯而不要坐电梯，乘出租车时可以在到达目的地前下车而多走一会儿，要善于从生活中寻找锻炼的机会。

对于血糖的干预，内分泌专家呼吁甚至应在非糖尿病患者中早期识别与诊断代谢综合征。这些病人应接受强有力的行为干预，改变生活方式，对降压降脂的治疗更加强化。

十三、你了解你的血压吗

血压是人生命的最基本体征。没有血压，血液就不能在身体里循环流动，身体的器官组织就不能得到氧气和营养物质的供应，生命也就不能维持。那么血压是怎么产生的？当心脏跳动时，它把血液泵到动脉中，并对动脉产生压力，这就是血压。这种压力导致血液流向全身。如果你是健康的，动脉强壮和富有弹性，当心脏泵血到动脉时动脉发生弹性扩张。弹性扩张的程度取决于血液所产生的压力。在正常情况下心脏每分钟跳动60～80次，血压在心脏收缩时升高，在两次跳动之间的舒张期降低。

医生在记录血压时有两个数值，例如124/82毫米汞柱，前面那个大的数值为心脏收缩时动脉的压力，又称收缩压；后面那个数值为心脏处于松弛状态下的动脉压力，又称舒张压。人的血压有一个正常范围，平静状态下成年人应小于140/90毫米汞柱，如果血压超过这个界限，那你很可能就患有高血压了，当然医生会在不同的时间测定血压并根据综合情况来判断你是否患有高血压。但血压的正常值并不是绝对的，如果你有糖尿病、肾功能不全时，140/90 毫米汞柱的血压对你来说已经过高，依然会对你产生损害，此时血压应该控制在 130/80 毫米汞柱以下。

有高血压的人通常没有症状，这就是为什么高血压又被称为“寂静的杀手”。不幸的是，95%~98%的高血压患者找不到高血压的直接原因。但是我们知道有一些因素可促使你产生高血压，这些因素统称为高血压的危险因素，分列如下：

（1）种族。比如说非洲裔美国人（黑人）比白种美国人更容易患高血压，而且倾向于更早发生和程度较重。

（2）遗传。高血压发生有家族聚集倾向。如果你的父母或有血缘关系的亲属患有高血压，那么你患高血压的危险就成倍增加。

（3）年龄。一般而言年龄越大的人患高血压的危险就越大。男性的发病年龄一般在 35～50 岁，女性一般在绝经后发病。即使 59 岁时血压不高，只要有生命延续，之后十有八九会发生高血压。

以上这些因素是你不可更改的，有幸的是另有一些因素你是可以控制的，只要你愿意。

（1）肥胖可使你更容易发生高血压。

（2）食盐过多。口味过重，这也是某些地区高血压发病率非常高的因素。

（3）饮酒。过量饮酒对血压有不利影响。

（4）缺乏运动。运动过少的生活方式很容易使你发胖，当然患高血压的机会也明显增加。

（5）紧张。这是经常提及的危险因素。但是困难的是紧张的水平很难确定，而且不同人对压力的反应大相径庭，同样一个事情对某个人来说可能彻夜难眠，而放在另一个人身上却吃得好、睡得香。

十四、高血压是隐形杀手

是否每个人都能知道自己什么时候开始出现高血压？答案是否定的。高血压常常没有任何症状。事实上许多人有很多年的严重高血压却毫不知晓，唯一能发现高血压的方法是定期用血压计测量血压。

那么多大年龄应该测血压？不论多大年龄，现在就应该了解一下自己的血压。继发性高血压可见于任何年龄，而原发高血压虽然常见于35岁以后，但现在有越来越年轻化的趋势。血压小于140/90毫米汞柱属于正常范围，是否还需要定期复查血压？是的。如果血压小于130/85毫米汞柱，那么你可以每两年复查一次，如果血压为130～139/85～89毫米汞柱，那么你就应该每年复查血压。

有人说，我虽然有高血压但我没有任何症状，高血压对身体有损害吗？有，无论有没有症状，只要是高血压就对身体有损害。你的血压高，那么心脏每次都需要花更大力气才能把血液泵进血管内，心脏每分钟跳动70次左右，每天跳动约10万次，想一想，你的心脏每日要多做多少工作，时间长了，心脏就要肥厚，进而扩大。有人会说，锻炼身体后我的肌肉变强壮了是好事情，心脏肥大也是好事情啊。完全相反，心脏肥大是一件糟糕透了的事。心脏的肌肉和骨骼肌的结构及功能是不同的。简单地说心脏本来的大小是合适的，增大以后反而效率降低，随着心脏的不断增大效率越来越低，最后走向衰竭。如果高血压患者经心电图或超声心动图检查发现有左心室肥厚，其危险程度相当患过一次心肌梗死。

随年龄增加动脉将变硬和缺乏弹性。岁月不饶人，所有的人都会这样，不论你血压的高低。但有高血压的患者这种情况会加速进展。

高血压增加你脑卒中的风险。它同样会损害你的肾脏和眼睛。但高血压患者，血压得到控制和没有得到控制情况大不相同。同样是高血压患者，血压没有得到控制和血压得到良好控制的患者相比，冠心病的危险会增加 3 倍；充血性心力衰竭的危险增加 6 倍；脑卒中的危险增加 7 倍。

如果你有高血压，那你一定要遵从医嘱，认真降压达标。相当多数高血压没有得到良好控制，而本来是可以控制的。高血压发现并控制的越早，高血压对你的心、脑、肾伤害就越小。如果心脏已经扩大，发生心力衰竭，这时控制高血压当然非常重要，但它对你身体的伤害许多方面已经不可逆转，但能维持现状不进一步恶化。高血压要早发现早控制。

十五、有了高血压病，你该如何做

（1）饮食。许多高血压患者超重或肥胖，如果你就是这样，饮食控制至关重要。如何控制饮食，八成饱，总量控制，合理搭配，平衡饮食。当你的体重降低，血压常自动伴随着下降。超重是冠心病等许多疾病的危险因素，减肥可减少许多其他相关疾病的危险而使你保持健康。酒类饮品营养成分很低但却提供大量热量，如果要减肥应该戒酒。限制盐的摄入会有助于降低血压，因此应该避免食用腌制食品，减少每日食盐摄入量（应控制在 6 克以下），平日应注意所食用食品的包装说明，特别要注意食盐含量。

（2）运动。不要害怕运动，而要变成你生活中的一部分。运动是减肥和保持合适体重的重要方法。有氧运动可降低血压，而剧烈运动可升血压。

(3) 药物治疗。虽然治疗性的生活方式改变可降低血压，但是多数患者最终还要药物治疗。一些药物可帮助排除体内过多的盐和水分；一些药物有扩张血管的作用。药物治疗可控制绝大多数患者的血压。但是每个人对不同降压药物的反应（包括效果与副作用）不同，医生可能需要很长一段时间才能摸索出对你最为合适的药物。在门诊上，经常可看到大量的所谓难以控制的高血压患者辗转许多家医院，仔细一问病史，完全是治疗方法错误，今天找一个专家给他开一些药物，吃了没两天血压没有明显下降，就认为这个专家不行，接着又找另一个专家开了一些药物，吃了几天，一看血压还是没有降下来，于是循环往复，专家找了一圈，几乎所有的降压药物吃了一个遍，数年下来血压还是没有降下来，甚至越来越高，是专家水平不够吗？不是；是药物效果不好吗？不是。那为什么血压降不下来，是患者自己的原因造成的。降压药物品种繁多，仅一线药物就分 6 大类，每一类又有许多品种，每一种药物的特性不同，而不同人对同一种药物又有不同的反应，医生需要一段时间的尝试才能找出最适合你服用的药物及剂量，而且药物降压有一个过程，尤其推荐使用的长效降压药，至少需要数天，有的需要数周才能达到最佳降压效果，因此服药几天血压没有降下来，完全正常，不要马上换药，更不要频繁更换医生。医生对高血压患者的药物治疗过程一般是这样，首先给你服用一种或两种对你可能适合的降压药物，一段时间后再复诊评价降压效果和有无不可耐受的副作用。如果不理想，一般会增加一种药物的剂量再观察一段时间。如果复查血压降低还不理想，有可能再增加药物的剂量。如果药物达到较大剂量血压控制仍不满意，此时有可能更换药物，然后重新调定剂量。就这样一直到找到对你最合适的药物和最佳剂量为止。

当拿到医生给你开的药物后，你应该了解以下情况：药物的

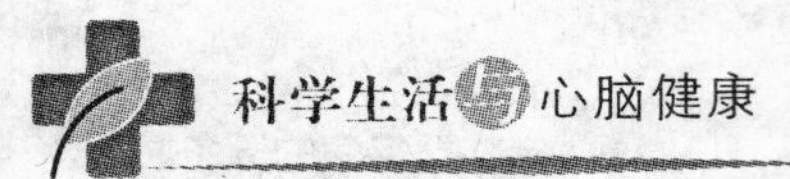

名字、一天吃几次、一次吃几片、什么时候吃（饭前还是饭后、早晨还是晚上）、如何保存药物、服药有什么需要忌口的、该药常见的副作用及处理措施是什么、如果漏掉一次药物如何补救等。而你最好把重要的东西一一写下来，以免遗忘。

治疗高血压在多数患者并不难。但对少数患者而言可能需要很长的时间和花费很大的力气，这需要医患双方的耐心。一些患者高血压本身没有症状，但降压药物的副作用反而可能使患者感到不适，这可能需要医师更多的耐心指导，使患者了解服药的重要性，并调换降压药物，使患者可以耐受。一些患者在血压控制良好以后可能会减少用药，但对绝大多数高血压患者而言服药是终身的，不能完全停药，也不一定减量，即使你的血压已经控制，仍要坚持服药。

1998 年 6 月在荷兰首都阿姆斯特丹与香港两地，同时宣布了一项国际“高血压理想治疗”（HOT）试验结果。试验对 26 个国家的 18790 名高血压患者进行了平均 3.8 年的随访，结果表明：①防治高血压病患者发生急性心肌梗死、脑卒中和其他心血管性死亡的最佳血压值为 139/83 毫米汞柱。如果能将血压降至这个水平，可在每 1000 例患者中预防 4 起由上述原因导致的死亡。②如果血压继续下降，低于 139/83 毫米汞柱，也未见风险增加。③显著降低血压对糖尿病及缺血性心脏病的二级预防带来明显益处。④阿司匹林在高血压患者尤其高危人群中应用，可明显减少心脑血管事件，并且安全，未引起脑出血等严重并发症的增加。

十六、干预血脂异常非常重要

干预血脂异常是冠心病心肌梗死一级预防中的重中之重，如果说在诸多危险因素中，高血压与脑卒中关系最为密切，那么高胆固醇血症与心肌梗死关系最为密切，高胆固醇血症是心血管疾病最主要的可改变的危险因素。保持血胆固醇在正常范围内对每一个人都是重要的，不论是男性、女性，青年人、中年人和老年人，已有心血管疾病或没有心血管疾病。

十七、血脂到底是什么，为什么这么重要

血脂是血液中胆固醇、甘油三酯和类脂的总称。对心血管疾病意义最大的是总胆固醇，尤其是坏胆固醇——低密度脂蛋白胆固醇。胆固醇是一种软的、脂肪样物质，存在于血液及身体所有的细胞中，是构成细胞膜、一些激素的重要成分，机体组织的许多重要功能都离不开胆固醇，但它过多时，明显增加患心血管病，尤其是冠心病心肌梗死的危险。

身体通常每天可自己产生 1 000 毫克的胆固醇，多数在肝脏生产。另有 100～500 毫克是从食物中直接获取。胆固醇是健康机体的组成部分，但是如果血液中胆固醇过多的话，那就成为一个严重问题，它是导致心血管疾病的主要元凶之一。

胆固醇在血液中移动到细胞中需要有特殊的载体，称为脂蛋白。有许多种脂蛋白，但有两种你应该了解，低密度脂蛋白（LDL）和高密度脂蛋白（HDL）。

每一个年龄 20 岁以上的人，都应了解自己的血脂水平，如果正常应该每 5 年复查一次。血脂的检查项目应包含以下内容：总胆固醇（TC）、低密度脂蛋白胆固醇（HDL-C）、高密度脂蛋白胆固醇（HDL-C）及甘油三酯 4 个项目。如果不能测 4 个项目，至少要测总胆固醇和高密度脂蛋白胆固醇（HDL-C），据此可计算出低密度脂蛋白胆固醇。如果你有心血管疾病的其他危险因素，如高血压、吸烟等，那么你就需要更加频繁的检测你的血脂，而不是 5 年。

十八、血脂化验单上的数据有什么含义

首先讲一下总胆固醇。研究证实总胆固醇水平降低可减少心血管疾病的风险。那么总胆固醇应该在什么水平呢？理想状态应小于200毫克/分升。如果总胆固醇水平在这个范围，那患心血管疾病的风险就很低，除非还有其他危险因素。即使血脂在理想状态，仍然需要注意饮食控制、多运动，并每5年复查一次。

如果总胆固醇在200～239毫克/分升，那属于边缘状态，和理想状态的人相比患心肌梗死的风险增加了一倍，饮食控制和生活方式的改变就要更加严格一些。但并不是所有总胆固醇处于边缘状态的人都有同样的风险。如果好胆固醇HDL-C较高，而坏胆固醇HDL-C较低，又是绝经期前的女性或年轻爱活动的男性，没有其他危险因素，那么患心血管疾病的风险就不高。最好详细咨询医生，对你的情况做一个综合分析。因为每个人的情况都是不同的，如年龄、性别、家族史及其他心血管疾病危险因素等，相应的处理措施也不会相同。

如果总胆固醇大于240毫克/分升，那就属于异常了，这时患心血管疾病的风险就很高了。同样医生会根据情况做一综合判断，除了严格的生活方式改变外，多数情况要配合他汀类药物治疗。

低密度脂蛋白胆固醇（LDL-C）运载着血液中60％～80％的胆固醇，机体组织利用这些胆固醇建造细胞并维持细胞的功能。但HDL-C是坏胆固醇。为什么呢？如果血液中HDL-C水平过高，它可以缓慢“沉积”在心脏动脉的血管壁上，再结合其他物质就形成了粥样斑块，这些斑块凸向血管腔使血管变得狭窄，阻挡血液流过，从而使心脏或脑等器官发生缺血，这种情况被称为动脉粥样硬化。

如果心脏的血管变得狭窄，血流不通畅，心脏就不能得到充

分的血液供应，特别是在心脏跳动很快需要更多的血液的时候，心脏供血不足的情况就更加突出，常会出现胸痛的症状，我们称之为心绞痛。更为严重的是如果粥样斑块突然破裂而形成血栓，很可能会把动脉管腔完全堵死而造成部分心肌血液供应的中断，失去血液供应的心肌就会发生坏死；这就是心肌梗死。足见 HDL-C 危害之烈。大家一谈起血脂，容易想起甘油三酯，因为听起来似乎有“脂”，实际上 HDL-C 升高是最主要的危险。

一般而言，HDL-C 水平越高和危险因素越多，发生冠心病心肌梗死的机会就越多。大量研究一致证明，总胆固醇水平增加 1%，冠心病患病与死亡危险增加 2%，而总胆固醇水平每下降 1%，冠心病患病与死亡风险也降低 2%。事实上，HDL-C 是较总胆固醇更有价值的预测心血管疾病风险的指标。1984—1999 年 15 间，北京市成人血胆固醇水平增加大约 25%，可推算出心肌梗死的患病死亡风险增加 50%。

那么 HDL-C 多少属于正常？目前一般这样分类，如果小于 100 毫克/分升，属于理想状态；如果在 100～129 毫克/分升，属于接近理想状态；如果在 130～159 毫克/分升，属于边缘状态；在 160～189 毫克/分升，属于异常升高；如果大于 190 毫克/分升，则属高度异常。这个分类有着非常重要的指导意义，但需要个体化分析。HDL-C 小于 100 毫克/分升当然非常好，但是并不需要每一位患者都达到这个水平。如果你发生心血管疾病的风险很低，那么 HDL-C 在稍高一点水平也可以接受。你需要向医生详细咨询，了解根据你的具体情况你应该达到怎样的水平。

十九、血脂多高算是异常

下面的一些建议是一些一般性原则：

(1) 如果没有冠心病及其他血管性疾病，没有糖尿病，只有 1

个或没有危险因素，那么 HDL-C 应小于 160 毫克/分升。

(2) 如果没有冠心病及其他血管性疾病，没有糖尿病，只有 2 个或以上的危险因素，那么 HDL-C 应小于 130 毫克/分升或小于 100 毫克/分升（根据你的危险评分）。

(3) 如果有冠心病、其他血管疾病和（或）糖尿病，那么 HDL-C 应小于 100 毫克/分升。

最为重要的是 HDL-C 越低，你患冠心病的风险就越低。如果你需要降低 HDL-C，那么医生会开一个适合你的“治疗性的生活方式改变”处方。如果经过生活方式的改变不能使 HDL-C 降到满意水平，那你就要接受药物治疗。而冠心病或糖尿病患者应在改变生活方式的同时，立即口服他汀降 HDL-C。药物配合饮食控制和运动一般可将你的血脂降到满意水平，从而减少患心肌梗死和脑卒中的危险。

在年轻人（男性 20～35 岁，女性 20～45 岁），如果 HDL-C 大于 130 毫克/分升，就应该进行强化的生活方式的改变。如果 HDL-C 大于 190 毫克/分升，应考虑接受药物的治疗。

高密度脂蛋白胆固醇（HDL-C）携带血液中 1/4～1/3 的胆固醇。一些专家认为，HDL-C 可将胆固醇从动脉带回到肝脏，从而减轻脂质在动脉壁的沉积。此外 HDL-C 还可能将过多的胆固醇从动脉粥样斑块中移走。因此 HDL-C 又被称为好的胆固醇，它的含量越高，你发生心脑血管疾病的机会就越少。如果 HDL-C 大于 60 毫克/分升，被认为具有抵御心血管疾病发生的作用。相反，如果 HDL-C 小于 40 毫克/分升，那么你发生心脑血管疾病的风险显著增加。有一些方法可有助于提高 HDL-C 水平：戒烟、保持合适的体重、每日运动 30～60 分钟等。高甘油三酯血症的患者往往伴有低的 HDL-C 水平。

甘油三酯是身体中最常见的脂肪形式。它们也是最主要的能量来源。它们主要来自食物，但身体也可以合成它们。年龄增加和（或）超重，甘油三酯有增高的趋势。许多心血管疾病或糖尿病患者有高甘油三酯血症。甘油三酯增高伴有低的 HDL-C 和高的 HDL-C，会加速动脉粥样硬化的发展。研究证实甘油三酯水平增高，增加患者发生心血管疾病的风险。那么甘油三酯多少属正常范围？如果甘油三酯小于 150 毫克/分升，属正常范围；150～199 毫克/分升，属边缘状态；200～499 毫克/分升，属甘油三酯升高；如果大于 500 毫克/分升则属极高水平。

减轻体重、低脂饮食、减少碳水化合物摄入、规律运动和戒烟限酒对降低甘油三酯水平是有帮助的。有高甘油三酯血症的患者同样应限制糖的摄入，因为对于一些人来说糖能增加甘油三酯水平和降低 HDL-C 的水平。对部分患者，多吃富含不饱和脂肪酸的鱼类有助于降低甘油三酯。糖尿病患者认真控制血糖，有利于甘油三酯水平下降。

健康饮食不仅可以降低血脂，还有助于控制血压、保持合适的体重。

下面的健康饮食建议是一些普遍性原则，对血脂异常患者应该有帮助。

（1）多吃蔬菜和水果。

（2）多吃谷物食品，包括粗粮。

（3）每周应至少吃两次鱼。

（4）食用无脂或低脂奶制品、豆制品、去皮的禽肉、瘦猪肉。

（5）应该保持一定量的活动，以消耗体内过多的热量。快步走或其他活动每周最少应 5 天，每天 30 分钟以上。要减轻体重，你需要使每日消耗的热量多于摄入的热量，运动是最好的方法。

（6）限制高热量、低营养食物的摄入，这包括许多添加糖的食品和饮料。

(7) 限制高饱和脂肪酸、高胆固醇食品的摄入，例如全脂奶粉制品、肥肉、蛋黄等均含有较高的饱和脂肪酸或胆固醇。已有血胆固醇水平升高者，每周进食蛋黄不超过2个。

(8) 每日食盐摄入量应小于6克。

(9) 限制酒的摄入。每日纯酒精摄入不应超过25克。

对于许多血脂异常的患者来说，光靠饮食控制和体育锻炼，血脂水平可能不能达到满意的程度，需要给予药物治疗。最近心脏病学专家正在验证一个解读心脏保护的假说，这就是可能没有统一固定的目标胆固醇水平，而应综合考虑病人具有的危险水平，干预的是危险水平，而不是单一的血脂水平。

二十、更低更好——高危患者的强化降脂策略

在这里我特别强调高危患者应强化降脂，把HDL-C降得更低更好。

1. 哪些患者应强化降胆固醇

未来初发或重发冠心病心肌梗死的高危或极高危患者。

高危患者包括已患冠心病（心肌梗死，心绞痛、做过冠状动脉介入治疗或搭桥手术）或冠心病的“等危症”，指在临床上尚未患过冠心病，但未来10年发生冠心病的危险程度≥20%，即等同于一个患过心肌梗死的患者未来再次发作心肌梗死的风险的患者。冠心病等危症包括：①糖尿病，②患过脑卒中，③经ABI检测有外周血管动脉硬化，④存在引起脑缺血或脑卒中的颈动脉斑块，⑤腹主动脉瘤，⑥同时存在多种心血管危险因素，未来10年发生心肌梗死危险≥20%，例如吸烟，又有高血压，55岁以上的男性。

极高危患者指临床上已明确诊断患有冠心病，又同时具备以下条件之一：①糖尿病——这些患者未来10年再次发生心肌梗死的危险接近50%！②吸烟而不能戒断；③有代谢综合征，存在多

重危险因素；④急性冠状动脉综合征（不稳定性心绞痛或急性心肌梗死）。

2. 强化降胆固醇的目标是什么

记住 3 个数字。①符合以上高危标准的患者应将 HDL-C 水平降至 100 毫克/分升以下。②符合以上极高危标准的患者应将 HDL-C 水平降至 70 毫克/分升以下。③不论用他汀以前患者的基线 HDL-C 水平高低，应在使用他汀后，使 HDL-C 水平比基线水平下降 30%～40%。

3. 强化降胆固醇时常用的他汀剂量是多少？

虽然在国际大规模临床试验的强化降脂大多选用临床上允许使用的最大他汀剂量（阿托伐他汀 80 毫克/日），这是为了在相对不太长时间内，在一定数量患者中体现出强化降脂，把 HDL-C 降更低，比已经很有效（优于安慰剂）的常规剂量他汀更为有效减少冠心病事件。在我们日常临床实践中，大多数高危或极高危患者强化降胆固醇，达到比用他汀前基线水平下降 30%～40%幅度的不同他汀剂量为：阿托伐他汀 10～20 毫克/日，辛伐他汀 20～40 毫克/日，普伐他汀 40 毫克/日，洛伐他汀 40 毫克/日，氟伐他汀 80 毫克/日。

一些用药前基线 HDL-C 水平极高的家族性高胆固醇血症，冠心病发病年龄可在青少年，可需要用阿托伐他汀 80 毫克/日，这是药品说明书上允许使用的最大剂量。

4. 强化降胆固醇的大剂量他汀的安全性如何

即使在临床试验中使用最大剂量（80 毫克/日）的阿托伐他汀，肝酶增高的情况也不到 1%，而横纹肌（骨骼肌）溶解症极为罕见，不多于常规剂量他汀。因此，在临床上使用上述的常用剂量是很安全的。实际上，他汀类药物的安全性程度不差于甚至优于阿司匹林。把他汀视为毒副作用大，甚至视为“毒药”，一提他汀，就联想肝受损、肌肉病是不客观，不科学，不合理的。当然，让大家了解他汀可能在少数或极少数患者引起肝酶增高或骨骼肌损伤，注意监测，以便及早发现，及早处理是必要的，即使用药后，肝酶轻度升高（小于正常上限值的 3 倍），不必立即停药，而应注意监测肝酶的变化。

二十一、什么药物可升高 HDL-C

目前，能够有效升高 HDL-C 的药物应首推缓释的烟酸制剂，不是大家很熟悉的老药烟酸肌醇，它没有什么确切疗效。贝特（贝丁酸类），如非诺贝特也可升 HDL-C，但疗效不如缓释的烟酸制剂。

升 HDL-C 的一些新型药物正在研发之中。

缓释烟酸制剂比普通剂型的副作用（尤其颜面潮红）小得多，可被大多数患者所耐受。

二十二、什么药物可降低甘油三酯

他汀类药物除了明显降 HDL-C 之外，也在一定程度上降低甘油三酯，阿托伐他汀降甘油三酯的效果优于其他的他汀药物。

贝特和缓释烟酸制剂可降甘油三酯，鱼油类制剂也有一定疗效。鱼油类降胆固醇无明显效果。

二十三、血脂异常有这么多不同情况，首先降什么，首选什么药物

首先降总胆固醇，尤其是 HDL-C 达标。首选他汀类药物。总胆固醇水平，尤其 HDL-C 水平与冠心病心肌梗死关系最密切，只有他汀类药物有降胆固醇、降低总死亡率的证据。

在他汀降 HDL-C 达标后，如 HDL-C 仍低，甘油三酯明显升

高时，可在应用他汀药物基础上，联合使用贝特（非诺贝特）或缓释烟酸制剂。

如排个顺序的话，应首先用他汀降 HDL-C 达标，其次升 HDL-C，再后降甘油三酯。

但如甘油三酯水平超过了 500 毫克/分升的警戒线，则应马上降甘油三酯，首先用贝特或缓释烟酸制剂，如有糖尿病，应严格控制血糖水平。此时防的是急性坏死性胰腺炎，而非冠心病。

二十四、糖尿病或代谢综合征患者也首选他汀降 HDL-C 吗

众所周知，糖尿病或代谢综合征患者的血脂异常特征常常为 HDL-C 降低和甘油三酯增高，而 HDL-C 按照目前化验单上标示的正常范围，常常无明显升高。因此，不少患者，甚至一些医生误认为这些患者主要应升 HDL-C 和降甘油三酯，应首选贝特或缓释烟酸，而不应先用他汀。

实际上，糖尿病为冠心病等危症，为强化降脂的目标人群。这些患者的 HDL-C 应降至 100 毫克/分升以下，如又患有冠心病，HDL-C 应降至 70 毫克/分升以下。只要 HDL-C 未达标，仍应首先用他汀降 HDL-C。HDL-C 达标后，必要时在他汀基础上，联合用贝特或缓释烟酸，升 HDL-C 和降甘油三酯。目前，对糖尿病患者，降脂药物中，有证据能减少心肌梗死和脑卒中的只有他汀类。

代谢综合征患者的用药顺序与选择与糖尿症患者一样，先降 HDL-C 达标，他汀为先。

二十五、一级预防最基本的措施是改变不健康的生活方式

WHO 宣布 2002 年世界心脏日的主题是“生命需要健康的心

脏”，鼓励公众参加体育活动，提倡有氧运动（快走、跑步、跳绳、骑自行车、滑旱冰、球类等），提倡健康饮食与戒烟，特别推荐快步行走作为有氧运动的简便方式在全球开展。

快走有什么好处呢？快走作为有氧运动的最简便方式可以调节心肺功能。如果你能每日坚持，有助于降低患心脑血管疾病的危险。研究早已表明，缺乏体力活动是心血管疾病的主要危险因素。不活动又吃的过多，可导致高血压、高胆固醇血症、肥胖甚至糖尿病，而以上这些都是心血管疾病的危险因素。

每周以中等以上程度快步行走最少 5 天，每天应在 30～60 分钟。即使中等程度的快走也能产生短期或长期的益处。开始你可以每次快走 10 分钟，每日累计达 30 分钟。

为了减轻体重，你可以不增加热卡摄入量而增加运动量。除了有助于控制体重，快走还可以协助戒烟、帮助控制血压、升高 HDL-C 水平。除了心血管疾病风险降低，规律的体育锻炼还可以使你精力充沛和容光焕发。

（1）运动可以使你更有活力。

（2）改善你的自我形象。

（3）使你工作不易产生疲劳。

（4）帮助你放松和缓解紧张。

（5）可以使你快速入睡和改善你的睡眠质量。

（6）使你的肌肉更加强壮。

需要提醒的是，在制定进行快走锻炼计划之前，要仔细考虑有无以下情况：

（1）胸骨后、左前胸、颈部、肩部或上臂经常有疼痛感觉，特别是在体力活动时。

（2）有过晕厥或近似晕厥。

（3）稍事活动即感气短、呼吸困难。

（4）因为高血压或心脏病正在服用药物。

（5）有骨或关节的疾病。

（6）已是中年或老年，平时不爱活动，而现在计划进行较剧烈的快走锻炼。

如果你有上述情况，那么在开始实施快走计划之前应到医院咨询一下医生，根据你的具体情况对运动量大小做出具体指导。

许多人找不出一个长时间段进行 30～60 分钟的快走锻炼，那不要紧。最近的研究表明，你走 3 个 10 分钟或 2 个 15 分钟和 1 个 30 分钟，效果是一样的，只需每日累计行走 30～60 分钟即可。因为你应该长年累月坚持你的快走计划，因此挑选一个固定的地点是十分重要的。如果选择室外，应该远离交通要道。室内亦可，但不管是哪，光线应该充足。

一个人快走当然没有问题。如果有一个伙伴，可以使你的行走锻炼变得有趣并容易坚持。鞋的选择很重要，一定要柔软和富有弹性，能够减轻震动。在快步行走前要有 5 分钟的慢走热身运动，之后你可以做做伸展运动，活动一下关节和韧带。在行走时要掌握节奏，避免过快。如果你有下列情况，提示你的行走速度可能过快：

（1）和别人谈话时感觉吃力。

（2）停止运动后，需要 5 分钟或更长时间才能使你的脉搏恢复到平时水平。

（3）你感觉精疲力竭，或呼吸费力。

此时你应该调整运动计划，减慢行走速度。运动结束后应该有 5 分钟的恢复时间。

（高春华，蒋从清，吴高章）

第三节　第三条防线——防事件

发生心肌梗死、脑卒中等严重事件的基础是“不稳定斑块”及其破裂后引发的不同程度的血栓。前面说过，半数以上事件并无先兆而突然发作，目前尚无简便易行而可靠的预测手段。这里的事件是指突然发生的急性心肌梗死或者脑卒中等严重的有致残，甚至致命的心血管事件。

一、心肌梗死、猝死和心绞痛

心肌梗死的“梗”，是指营养心肌的血管（叫做冠状动脉）由于某种原因发生了梗阻，最常见的原因就是我们所说的发生动脉粥样硬化后，血管壁上粥样硬化斑块发生了破裂，斑块破裂后激活了血小板和一系列凝血物质，在斑块破裂的部位形成了大小不同的血栓。如果血栓足够大，完全阻断了供给心肌的血液，超过一定时间就会使心肌发生坏死，即叫做心肌梗死。

如果阻塞的血管比较粗大，供血的心肌范围大；引起心肌坏死的面积就大。心肌梗死后，心肌收缩和舒张的功能会急剧下降，甚至完全丧失，出现心脏泵功能衰竭，引发一系列的临床症状，严重的可以危及生命；心脏也可以在梗死的部位发生突然破裂或者由于心肌梗死引起心脏电活动的紊乱，出现致死性心律失常（心室颤动），这两种情况使病人可以在短期内死亡（猝死）。

如果血栓只是引起血管的急剧狭窄加重，而没有完全阻断血流，则会引发不稳定性心绞痛。

二、脑卒中

脑卒中包括出血性脑卒中（脑出血）和缺血性脑卒中（脑血

栓及脑供血不足），已有专门叙述。

三、心肌梗死和心绞痛原因

下面我们细说心肌梗死和心绞痛的由来。动脉发生粥样硬化以后，在血管壁上会出现一些由脂肪和覆盖在它上面的纤维所构成的各种各样的粥样斑块。根据斑块内脂肪含量的多少以及纤维帽的薄厚，可以将斑块大致分为硬斑块和软斑块两种。硬斑块内含有较少的脂肪，表面覆盖着厚韧的纤维帽，这种斑块比较稳定，就像厚皮小馅的饺子，很结实，我们煮起来不容易破裂。这种斑块往往缓慢增长，突出于血管腔，虽然阻塞血管腔50%，甚至70%以上的横断面，但只要还有一条缝隙，就会有血流通过，就不会发生心肌梗死，当然供给心肌的血流减小了，营养物及氧气供给也就少了，心肌的代谢产物——主要是些酸性代谢产物，比如乳酸、丙酮酸等，就不能被及时运走了，代谢产物的堆积，刺激心脏神经的末梢，传入大脑，使患者产生了相应部位疼痛不适的感觉，也就是所谓的心绞痛。由这种斑块阻碍血流形成的心绞痛相对稳定，在一定时期内疼痛的性质、持续时间、诱发因素以及发生频率和含服硝酸甘油的效果，均不会变化，可以给我们充分时间予以治疗。硬斑块的病理生理让我们理解了为什么有些病人只是反复发生心绞痛而在相当长的一段时间内不出现心肌梗死的原因。

相反，软斑块（也称易损斑块或不稳定斑块）的纤维帽比较薄弱，内部的脂肪含量又很大，就像薄皮大馅的饺子我们煮起来容易破一样，这样的斑块不稳定。当大量吸烟、血压波动、心率加快、血流冲击力发生变化或者动脉发生痉挛时，在纤维帽与动脉正常内膜交界的地方容易破裂，引发血栓，闭堵血管，使供应心肌的血流中断，造成急性心肌梗死、猝死或者各种类型的不稳定性心绞痛。

四、软斑块的危害

据报道这种软斑块仅占全部动脉粥样硬化病变的10%～20%，却可引发80%～90%急性临床事件。更糟的是在大部分情况下，它在破裂前没有任何征兆，使我们猝不及防。目前每100个死亡的心肌梗死的患者中，就有40～50人因来不及抢救而死在入院以前，入院抢救成功的患者中，有14人会在一周内死亡，其实活着出院的患者还不到一半。看来如何能够使软斑块稳定，防止其破裂是预防心血管事件的关键。

五、稳定软斑块的治疗

近年来医学研究者们不断探索稳定斑块的方法和药物，取得了一些成果。最被人们认同的是他汀类降脂药。著名的4S试验结果显示他汀药物可以减少重要冠心病事件发生率的34%，它的发现和使用被称为心血管治疗领域的“他汀革命”，它对心血管疾病的治疗意义可以和青霉素对感染疾病治疗的意义相媲美，并作为里程碑标志着心血管疾病的治疗进入了一个新阶段。

六、他汀类药物的六大功能及在心血管疾病治疗中的地位

到目前为止，人们发现他汀类药物共有六大功能，就稳定斑块预防其破裂而言，主要是通过降低血脂的含量，打破血脂与斑块内脂质的平衡，使斑块内脂肪由斑块内逐渐向血浆转移而减少，从而由软斑块向硬斑块转化，这样就减少了发生事件的机会，这也是我们将他汀作为稳定软斑块、防止事件的主要依据。

当然，它发挥稳定斑块的功能不仅只是通过降低血脂来完成

的，还有其他的一些次要途径。他汀的其他药理作用对心血管疾病也大有裨益，比如他汀可以改善血管舒张功能，加强有动脉粥样硬化的血管对扩血管物质的反应，增加血流供给量。

它还可以通过降低血浆纤维蛋白原含量、减少血小板活性、抑制血小板活性物质的释放；也通过自身充当抗凝物而改善血液的高凝状态，尤其是对高纤维蛋白原、高胆固醇血症所导致的血液黏稠度增高、血栓危险性大的患者可能更有意义：通过降低血液黏稠度而预防血栓的形成，从另一角度预防了心血管事件的发生。

另外，它还可以降低低密度脂蛋白胆固醇在体内的氧化。

它的另外一个功能是可以抑制血管平滑肌细胞的增殖。

还有报道，仅就他汀降血脂一项功能，只要血浆胆固醇降低1%，心血管病死亡率将下降2%，这是一个令人十分惊喜的数字，它使我们看到了人类征服动脉粥样硬化性疾病的希望。

七、使用他汀类药物过程中应注意的问题

大多数患者可能需终身服用他汀类药物，关于长期使用该类药物的安全性及有效性的临床研究已超过10年。他汀类药物的副作用并不多（主要是肝酶增高），其中部分为一过性，并不引起持续肝损害和肌痛。定期检测肝功是必要的，尤其是在使用的前3个月，如果患者的肝脏酶学检查值高出正常上限3倍以上，应该综合分析患者的情况，排除其他可能引起肝功变化的可能，如果确实是他汀引起的，有必要考虑是否停药；如果出现肌痛，除了体格检查外，应该做血浆肌酸激酶的检测，但是横纹肌溶解的副作用罕见。另外，它还可能引起消化道的不适，绝大多数病人可以忍受而能够继续用药。

八、稳定软斑块药物治疗的疗程

需要补充说明的是，他汀类药物是通过降低血脂发挥稳定斑块的作用，那么就需要一定的时间，虽然目前还没有临床试验证明所需要的时间，但是从理论上来讲，绝对不是立竿见影的，这种血脂的转移无疑需要一个过程，除非它们还通过其他的途径来发挥这种作用。所以需要坚持长期用药，才能达到预期的效果。他汀用于急性冠状动脉综合征早期，可能通过抗炎症机制稳定斑块，这种作用会快一些。

九、无血栓，无事件

从上面的叙述中可以知道心血管事件发生的另一个环节，甚至可以称为关键环节的是软斑块破裂后继发血栓的形成。如果仅有斑块破裂而没有血栓形成，血管也不会阻塞，也就不会有心肌梗死或者脑卒中事件的发生，即所谓的“无血栓，无事件”。因此，防事件的另一重要措施是防止“血栓形成”。

十、血栓的形成

“血栓是如何形成的?”可能是你最关心的问题。通俗地说就是斑块破裂后，暴露出一些成分，也可能释放出来一些脂肪。它们能够激活血小板（和凝血有关的一种血液成分），使血小板的形状由原来的碟状变为棘球状，其功能也变得活跃起来。虽然它本身几乎没有合成功能，但是在它的颗粒中事先已经包裹了一些参与凝血步骤的活性物质或者在它的包膜上可以脱落下来这类物质。这些物质一方面使血小板继续激活并积聚在一起形成白色的小血栓，另一方面参与激活凝血系统的其他酶类，促进“真正血栓”的形成。

“真正血栓”由一些不溶于血浆的纤维状的蛋白质（叫做纤维蛋白）立体交织成网状，血浆里的红、白细胞及血小板被缠绕在网内；大约在血栓形成半小时后开始，血小板释放的物质使得纤维蛋白发生收缩，结果血栓内液体成分被挤出血栓，血栓变得紧密而结实，这种情况叫做“血栓退缩”。血栓发生退缩后，体积变小，可以使本来已经阻塞的血管发生再通。但是在临床上更为常见的是血栓形成后和破裂的斑块及血管壁相互结合在一起，而且时间越长，这种结合越紧密，不给予及时的干预，血管不可能再通。

十一、阿司匹林功不可没

血栓形成过程中，血小板的作用是主要的。能够抑制血小板释放活性物质的药物，就可以预防血栓的形成。目前，用得最多的药物是阿司匹林。由于价格便宜、疗效确切，已经成为广大老百姓防治血栓的一线药物。近年来，有一些关于“阿司匹林抵抗”的研究，指一部分患者可能对阿司匹林无效，在服用阿司匹林过程中发生了心肌梗死或脑卒中，这一现象在公众媒体上宣传后引起公众对阿司匹林预防血栓作用的怀疑。实际上，“阿司匹林抵抗”并无明确的检测手段，只是一种值得研究的现象。不能因此产生对阿司匹林疗效怀疑和用药迟疑。

研究表明大剂量的阿司匹林治疗并不比小剂量更有效，还很可能引起或加重消化道的副作用。每日 75 毫克的阿司匹林就足以发挥抗血小板功能，有效地预防血栓的形成。但是由于剂量偏小，大约需要几天时间才能发挥效果，所以对急性血栓形成的患者，比如心肌梗死的患者，第一次要服用 160～325 毫克的阿司匹林（最好是嚼服），才能在短时间内起效。在服用阿司匹林预防血栓的过程中，要注意以下几个问题：

（1）如果是高血压患者，应该在血压控制达标后，再联合使用阿司匹林，以减少脑出血的危险。血压至少应降至 140/90 毫米汞柱以下时再开始用阿司匹林。“高血压理想治疗”试验结果表明：在满意控制血压的同时，每日睡前服用 75 毫克的阿司匹林，可以使心肌梗死的危险降低 30%，而不增加脑出血的危险。近来还有研究显示，高血压患者睡前服用阿司匹林，有利于降血压。

（2）注意减少出血的并发症。患有胃溃疡的人，尤其是老年人应更加谨慎。

（3）对阿司匹林类药物过敏者禁止使用。有些患者服用阿司匹林后会在身体或肢体上出现瘀点或者瘀斑，有的甚至出现嘴唇等部位的水肿，这些应该是过敏表现，在专科医生确认是阿司匹林过敏后，应该停止使用该药。这种情况可以选用阿司匹林的替代药物如氯吡格雷。

十二、服用阿司匹林需要注意的问题

还需要提醒大家两点，高血压患者，同时服用血管紧张素转换酶抑制剂（ACEI）和阿司匹林时，后者可能影响 ACEI 的效果，在不增加副作用的前提下需要适当增加 ACEI 的剂量，或者避免两者同时使用；由于阿司匹林属于非甾体类抗炎药，可以加重体液的潴留，所以心力衰竭的患者，除非在必要的情况下，应该避免使用。

（高春华，蒋从清，操传斌）

第四节　第四条防线——防后果

一、感知胸痛

这里的胸痛是指心绞痛或者是指急性心肌梗死这两种冠心病

表现形式所引发的胸痛。实际上心绞痛疼痛的部位、性质、诱发原因、持续时间、疼痛发生频率以及缓解的方法都会因人而异，多种多样。

二、典型的心绞痛疼痛部位

典型的心绞痛应该位于胸骨（胸部正中）后，可在咽喉部，也可见于左前胸，甚至在下颌或剑突下上腹部，疼痛可以向左肩部、左臂内侧、无名指、小手指、颈部、下颌及咽部放射。不同患者的心绞痛可在不同部位，但同一患者的多次心绞痛发作部位固定，在同一部位发生。

三、典型的心绞痛疼痛性质

关于心绞痛是一个翻译的术语，在这里“痛”并非是指通常意义锐利的疼痛，而应是“压迫感”、“沉重感”、“紧缩感”、“压榨感”、“憋闷感”或“窒息感”，或者说为无法形容的痛，可见它更多的表现为各种不适的感觉，而很少表现为针扎样或刀割样疼痛。

四、典型的心绞痛疼痛诱发因素

最常见的心绞痛类型为“劳力型心绞痛”（如快步行走、赶汽车、骑自行车爬坡、上楼时）的进行中，而不是活动结束后。诱发原因也可能是情绪的剧烈波动。饱食及寒冷的气候时更易发作。也有发生于安静休息或者睡眠时的心绞痛，这种情况可能由于冠状动脉痉挛或冠状动脉的狭窄已经达到严重程度，尤其是在不稳定的斑块破裂后发生血栓时，很不明显的诱因就足以引起疼痛的发生，很可能在近期会发生心肌梗死，亟待有效的治疗。

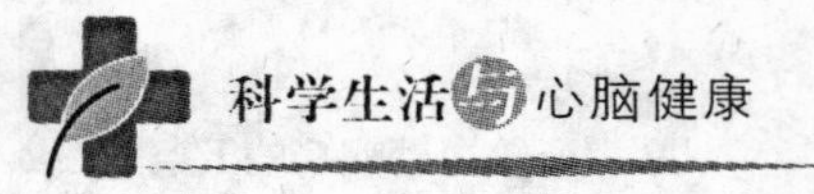

五、典型的心绞痛疼痛持续时间

典型的心绞痛持续时间为3～5分钟，很少超过15分钟。而急性心肌梗死的胸痛持续时间长，可达30分钟以上。

六、典型的心绞痛缓解方式

在体力活动时发生的心绞痛，停下活动，原地站立数分钟，就可以缓解。心绞痛发作时，为尽快缓解疼痛，患者应该采取站立位或者坐位而不是卧位，这样可以减少回心血量，减轻心脏负荷，也就减少了心肌的耗氧量。舌下含服硝酸甘油，90％以上的心绞痛可以在1～3分钟内缓解，大概是舌下含服的硝酸甘油药片接近化完或刚刚化完的时候。对疼痛时间较长，休息或（和）服用硝酸酯类药物不能缓解者，不能排除发生急性心肌梗死的可能性，更应该尽快就医。

七、胸痛（心绞痛）的种类

人们对心绞痛进行了各种分类，以便理解、记忆和诊断。由于劳累与情绪波动引起的心绞痛叫劳力型心绞痛。这种心绞痛在发作以前均有明显的增加心肌需氧量的诱因，发生在体力活动进行当中。休息和（或）舌下含服硝酸甘油可以缓解。这种心绞痛在临床上最常见。静息型心绞痛发生于安静不活动状态，其他特征（部位、持续时间、缓解方式）与劳力型心绞痛一样。如果心绞痛发作的性质在3个月以内没有改变，每日或每周疼痛发作次数基本相同，诱因的强度也大致相等；每次疼痛的性质和部位不发生改变；疼痛持续时间也不变；使用硝酸甘油，也在相同时间内缓解，叫做稳定性心绞痛。由于引发其症状的动脉粥样硬化斑块为硬斑块，所以不易破裂引发急性临床事件，即在短期内不会出现心肌梗死。但是这种稳定性是相对的，对疾病本身来讲，应该积极治疗。

除此以外，以下所叙述心绞痛均为不稳定性心绞痛，这种心绞痛可能随时会转变为心肌梗死，要引起患者和家属的高度重视。

初发型心绞痛：以前从未发生过心绞痛或者心肌梗死，初次发生劳力型心绞痛，时间不到 1 个月；以前有过心绞痛，经过有效的治疗，病情已经稳定，但是近 1 个月再次复发或加重的心绞痛。

恶化型心绞痛：患者原来患稳定性心绞痛，但是在近 3 个月内，疼痛发作的频率、程度、持续时间以及诱发因素发生变化，呈进行性恶化趋势。这型心绞痛容易发生急性心肌梗死或者猝死；但经过积极治疗也可以逐渐恢复为稳定性心绞痛。

梗死后心绞痛：是指急性心肌梗死后，一个月内再次出现的心绞痛，如果不及时开通闭塞的血管，可能随时会发生再次的心肌梗死。

还有就是几种表现特殊的心绞痛，一旦出现也应该认识。

初次用力性心绞痛：指早晨起来穿衣、洗漱、如厕等轻微体力活动引发的心绞痛。但是，只要过了这段时间，一般的日常活动不再引起心绞痛。这是由于清晨时，冠状动脉张力较高，管腔较狭窄，在此基础上更易出现心肌的缺血。

走过心绞痛：在步行开始时出现心绞痛，患者只需稍微减慢速度，继续步行心绞痛就可以消失；以后恢复原来的步行速度，心绞痛不再发作。据认为这种心绞痛的发生与开始步行时，冠状动脉张力较高，管腔较狭窄有关。

稳定性劳力型心绞痛患者在寒冷气候环境里活动更容易发作心绞痛。因为寒冷可以直接刺激冠状动脉收缩，使冠状动脉供血减少；同时寒冷还可以使周围血管收缩，血流周围阻力增加，进而增加了心脏负荷，也就增加了心肌的耗氧量，诱发了心绞痛的发生。

八、心肌梗死引发的胸痛

心肌梗死的胸痛发生部位性质和心绞痛相同。在急症门诊可以看到有些心肌梗死的患者，尤其是下壁心肌梗死的患者可表现为上腹部（胃区）疼痛不适，有时还伴有呕吐。这种患者往往被误认为是胃病，拖延就诊时间；对经验不足的医生来说，也可能认为是消化系统的问题，而不做心脏的相关检查。心肌梗死的胸痛疼痛持续时间长，通常多于 30 分钟，且可达几小时。它的疼痛是持续的，可能进行性加重，休息和服用硝酸酯类药物不会缓解，这也有别于心绞痛；疼痛往往发生在夜里，尤其是后半夜；也可在情绪激动或运动进行中。疼痛严重时患者可以伴随濒死恐惧感、大汗、呕吐、四肢湿冷、面色苍白，甚至突然的意识不清、抽搐，甚至猝死。患者自己或者家属一般是不能区别胸痛到底来自心肌梗死、心绞痛，还是胃病、胆绞痛、肩背痛的，要到医院经过医生的检查以及心电图等辅助检查才能确定诊断。

九、有胸痛去医院

现在我们已经了解了各种心绞痛以及心肌梗死的特点，也知道了许多种类的不稳定性心绞痛可能随时转变为心肌梗死或者猝死，知道了它的危害性和严重性，那么在自己或者周围的人发生胸痛时，就应该给予足够的重视。要注意走出几个误区：

(1) 牢记“有胸痛去医院”的警言。由于心肌梗死常常发生在后半夜至凌晨，此时发生的胸痛应该更加给予重视，患者千万不要怕影响亲人的休息而等到天亮，结果贻误抢救时机，危及生命。

（2）一些中年男性一向没病，以前没发生过胸痛，突发胸痛时，以为是胃病，挺挺就过去了，结果这一挺可能会把命挺没了。

（3）由于近年来经济的发展、生活水平的提高、生活方式的西化，使得心血管疾病的患病年龄大大提前，对于年轻人的胸痛也是不容忽视的，在医院可以经常看到三十几岁，甚至二十几岁的年轻人患心肌梗死，所以切不能因为怀有侥幸心理而掉以轻心，造成本来应该是可以避免的痛苦和损失。

（4）要记住有些患者在心肌梗死的时候没有疼痛的感觉，称之为无痛性心肌梗死。主要是老年人和糖尿病患者。研究发现无痛性心肌梗死在男性心肌梗死患者中占28％；女性占35％，比例也是可观的。主要是由于神经的退变，感觉迟钝；或者是发病的时候病情很重，比如出现休克，疼痛则被掩盖了，所以对这些患者，应该给予特殊的重视。

（5）要强调的是“有胸痛去医院”，这里的“医院”应该是有监护、抢救条件以及先进治疗设施，设有24小时绿色通道，可行溶栓或PCI的医院，而不是医务室、诊所之类的地方。如果心肌梗死发生在白天，患者也去了医务室或诊所，基层医疗单位顾虑转诊会有危险而未将患者及时转入有抢救条件的大医院，结果浪费了宝贵的时间，错过了最佳时机，所以，在没有条件的医院，如果经医生确认或高度怀疑患者得的是心肌梗死，则应该以最快的速度，并由医生护送，转入有抢救条件的大医院。

十、胸痛不都是心绞痛或心肌梗死

胸痛的原因有多种，不都是心绞痛和心肌梗死，对于心绞痛与心肌梗死的胸痛特征在前面已详述。

其他原因的胸痛包括颈椎病、食管疾病（食管裂孔疝，反流性食管炎）、胸部肌肉骨骼损伤、带状疱疹、胸膜或心包疾病、主动脉夹层、急性脑栓塞、精神心理疾患（焦虑、抑郁）的躯体症状。

心血管病的低危人群，如没有危险因素的绝经期女性，夜间警醒，症状可很重，但不符合前述的心绞痛特征时，很少可能为心绞痛或心肌梗死。这些患者大多为精神心理方面的问题或更年期的一些症状。

随呼吸程度加重的胸痛可能为胸膜疾病所致。

针扎样、刀割样锐利性，几秒瞬间即过，部位游移而不固定的疼痛大多不是心绞痛。

与进食有关，伴有返酸或试用制酸药物好转的胸痛可能为消化系统，尤其食管疾病相关。

主动脉夹层的疼痛为持续性，性质为撕裂样，疼痛剧烈难忍，起始于或放射至后背，常伴有未控制的高血压。

十一、命系 1 小时

动物实验发现，从某支血管被血栓闭塞到该支血管供给的心肌开始坏死，大约需要 1 小时时间。人从心肌梗死症状出现 1～3 小时就可以在光学显微镜下看到心肌纤维的变化，6～12 小时就会出现肉眼可见的心肌坏死。不言而喻，如果发生心肌梗死后，在 1 小时内，心肌尚未发生坏死时，开通“犯罪”血管，心肌重新得到足够的血液灌注，那么就不会有心肌发生“梗死”。事实上，如果在发病的 1 小时内完成有效的溶栓和（或）急诊的 PCI，开通“犯罪”血管，即使用最先讲的检查技术也查不到心肌发生梗死的痕迹。患者经过抢救治疗，心脏的健康情况如同没发生过心肌梗死的冠心病患者一样。如果超过 1 小时，心肌发生了坏死，出现了真正意义的心肌梗死，就可能会出现心肌梗死的各种并发症，出现致残、致死的后果。这就是“命系 1 小时”提出的依据。由此可见，可以说“时间就是心肌，时间就是生命”。

十二、时间就是心肌，时间就是生命

如何能够争取到这至关重要的1小时，是摆在医患面前十分重要的问题。

在患者方面，要把“有胸痛去医院”作为一种理念，一个常识，牢记在心。对自己弄不清楚的、不确定的胸部不适，我们的建议是“宁肯信其有，不可信其无”，别怕麻烦，尽快就医，这样就把好了入院前的第一关；来到具有抢救设施的医院后，说明情况，求得理解和帮助，要尽快缩短办理手续的时间，尽快接受抢救治疗。

在医生方面，要提高业务水平，尽早识别、诊断出心肌梗死的患者，尤其是心肌梗死早期，病程越早各种症状往往越不典型，要争取在最短的时间内，做出正确的判断。到达医院后，应在10分钟内完成心电图记录，30分钟内开始溶栓和（或）在60～90分钟开始急诊PCI的球囊扩张。建立心血管病抢救的绿色通道，有心脏专科医生24小时全天候诊，导管室的钥匙直接握在手中，对患者家属讲明急性心肌梗死的致命性和可救治性，讲明费用，不预收费用，先抢救生命，后补交费用，因为急性心肌梗死的患者，命系1小时，中间环节太多，生命就没有了。正如卫生部所要求，对急性心肌梗死不能见死不救！

我们建立绿色通道的目的是想让患者在尽可能短的时间里得到最有效的治疗，具体地讲是要急性心肌梗死的患者在到达医院后30分钟内开始溶栓和（或）在60～90分钟进行有效急诊PCI。

十三、心肌梗死的溶栓和PCI治疗

前面我们已经叙述了急性心肌梗死的原因大多是不稳定的斑

块破裂后继发血栓形成，形成的血栓梗阻了血管，截断了营养心肌的血流。为了抢救已经被“梗”的血管，但尚未“死”的心肌，就得想办法以最快的速度把血栓溶开，或者是用机械的方法（比如PCI），把血栓堵死的血管（“犯罪”血管）打开，以恢复心肌的供血。

十四、溶栓治疗途径

溶栓药物由静脉通过点滴进入血管，任何一个普通的护士就可以实施。它可以在任何地方进行，家里、救护车里或者急诊室都可以使用；也不需要烦琐的准备，在确定诊断的第一时间就可以进行；另外无需进导管室，当然会节省下一些费用。

十五、影响溶栓治疗效果的因素

溶了栓，效果如何，受很多因素的影响。首要的还是时间，从症状起始1小时内溶栓，与不溶栓相比，每治疗1000位患者中可以挽救35位的生命；间隔2～3小时，可以挽救26位的生命；间隔4～6小时，可以挽救19位的生命；7～12小时，可以挽救16位的生命。可见随着时间的延长，可以挽救生命的患者数量逐渐减少。在这里可以再次体会到“时间就是生命”这句话的深刻含义。

十六、溶栓治疗的适应证

因为溶栓治疗有一定的不良反应，并不是所有的急性心肌梗死的患者都可以接受溶栓治疗。那么，哪些的患者可以溶栓呢？一般情况下患者的年龄不应该超过75岁，但是年龄不是绝对的，如果患者一般状态很好，又没有溶栓其他的禁忌证，也可以尝试溶栓治疗。患者的胸痛若是持续超过30分钟，舌下含服硝酸甘油不能缓解，这表示此时的胸痛可能不再是心绞痛，有可能患了心肌梗死，发病距开始溶栓时间应该在 6 小时之内，最迟不能超过 12 小时，超过 12 小时，溶栓就不再有显著疗效。还有一个指标应由医生才能判定，即患者的心电图至少 2 个相邻的胸前导联或Ⅱ、Ⅲ和 AVF 三个肢体导联中至少两个出现 ST 段抬高（肢体导联超过 0.1 毫伏胸导联超过 0.2 毫伏）。

十七、溶栓治疗的禁忌证

什么样的患者不可以溶栓呢？以下各种情况均不宜采用溶栓疗法：以前患过脑出血，一年以内有过脑卒中和其他脑血管事件者；已知患有颅内肿瘤者；近期（2～4 周）活动性内脏出血（月经除外）者；疑有动脉夹层者；有慢性严重高血压病史，就诊时存在未能控制的高血压（180/110 毫米汞柱）者；目前正在使用治疗剂量的抗凝药（1NR 在 2～3 之间）者；有出血倾向者；2～4 周内有创伤，包括头外伤，导致胸部创伤的心肺复苏，或 3 周内有外科手术史者；妊娠妇女。

十八、溶栓药物的选择

选择什么药物进行溶栓？目前在我国主要使用国产的尿激酶。其价格较便宜，疗效较可靠，过敏反应少，一般用 150 万单位，用生理盐水溶解后，在 30 分钟内静脉点滴。也有的医院使用链激酶，也是 150 万单位，但需要在 60 分钟内静脉点滴，需要配合肝素或低分子肝素抗凝，链激酶过敏反应较多，在溶栓过程中，少数患者也可能出现低血压反应。其他种类的药物，比如组织型纤溶酶原激活剂（tPA）也有应用。

十九、PCI 的含义

由于冠心病的高发病率、高致死率，对它的防治已经引起了整个社会的关注。1977年首例PCI的成功为冠心病的治疗翻开了新的篇章。PCI已经是一种十分成熟的介入治疗方法了，它为冠心病患者提供了一种简便、安全又十分有效的治疗手段。临床研究发现，在心肌梗死的急性期，急诊PCI的治疗效果优于溶栓治疗。到底什么是PCI？PCI就是经皮腔内冠状动脉介入术的3个英文单词的首写字母。它是冠心病介入治疗的基础，随着PCI的发展，各种新的冠心病治疗方法不断涌现，比如支架术，在今天已广泛应用。

（1）球囊扩张。球囊扩张就是在腿根部的股动脉部位进行穿刺，将毛线粗细，顶端带有可胀缩的球囊导管在X线透视下经由动脉送至需要治疗的冠状动脉的狭窄或被血栓闭塞部位，利用扩张球囊的机械性挤压作用扩开狭窄或闭塞的病变，恢复血流。

（2）支架置入。支架置入前部分操作和球囊扩张是一样的，只不过是在血管狭窄或者闭塞处在球囊扩开后置入金属的支架。使支架支撑于病变处血管的内壁，使血管保持开放状态，也就恢复了心肌的正常供血。

二十、PCI成功率

由于设备的不断更新，操作技术水平的不断提高以及经验的积累，PCI操作的成功率已经稳定在90%以上；而且其适应证也在不断地扩大，并发症的发生率在5%以下。

二十一、PCI术后再狭窄

一直困扰着我们的是PCI后再狭窄的发生率较高，单纯球囊扩张大约20%～30%，而且多发生在术后3个月至半年的时间里。近年使用的内层涂有防止再狭窄药物的镀膜支架明显减少了再狭窄的发生。

二十二、PCI术并发症

比较严重的并发症是急性血管闭塞，导致急性心肌梗死，发生率是2%～3%，主要原因是术中造成的血管损伤或血栓形成，如PCI造成的严重的血管内膜撕裂，也可能因机械作用造成血管穿孔，需要急诊外科搭桥予以补救，这也是介入治疗患者的死亡原因。

二十三、PCI的局限性

PCI也有它的局限性，对于有些病变，比如弥漫性的病变或者严重钙化的病变，它的治疗效果不佳。

二十四、绿色通道——生命之门

通过以上介绍你可能了解了一些冠心病现代治疗方法。目前，经过多方努力，建立了绿色通道，为患者能够及时接受溶栓治疗和急诊PCI提供了必要条件，溶栓治疗和PCI的成本是固定的；关键是抢时间、多挽救心肌和生命。

（高春华，蒋从清，钱进）

第五节　第五条防线——防复发

一、防止疾病的再次发生

对于已经获救的心肌梗死或脑卒中患者，最重要的是防止疾病的再次发生，即复发——“二进宫”。

患过心肌梗死的患者未来10年再发心肌梗死的概率为20%左

右，如同时患有糖尿病，这种风险高达 50%，并且这些患者今后发生脑卒中或下肢动脉粥样硬化的风险也显著增高。急性心肌梗死大难不死，决不可认为从此无事，要认真维护健康，防疾病复发，这就是我们医生所说的二级预防。根据充分的临床试验证据，专家们总结出二级预防的 A、B、C、D、E 五条防线，具有重大意义。

A：Aspirin（阿司匹林）和 ACEI（血管紧张素转换酶抑制剂）。

B：β-blocker（β-受体阻滞剂）和 Blood Pressure Control（控制血压）。

C：Cholesterol Lowering（降胆固醇）和 Cigarette Quiting（戒烟）。

D：Diabetes Control（控制糖尿病）和 Diet（合理饮食）。

E：Exercise（运动）和 Education（健康教育）。

二、阿司匹林在防止疾病再发中的作用

在这里将阿司匹林放在首要位置，可见其在预防心肌梗死或脑卒中再次发病的重要性了。迄今为止，还没有发现一种较阿司匹林更好的抗血小板药物，每日服用 75～150 毫克会有很好的疗效。一项包括 20000 例有心肌梗死病史患者的研究显示，心肌梗死后长期抗血小板治疗，可以减少复发梗死、脑卒中或心血管死亡危险性的 25%；心肌梗死后长期服用阿司匹林的患者即使再次发生急性心肌梗死，梗死的心肌面积较不服用阿司匹林的患者小，并能增加梗死区微血管的再通率，减少梗死范围的扩展。所以建议所有急性心肌梗死的患者，只要没有禁忌证，都应该无限期地坚持服用阿司匹林。

三、不能服用阿司匹林患者的药物选择

对阿司匹林过敏的患者可以服用氯吡格雷，某些不能耐受阿司匹林的患者，也可以选用华法林，但是如前面所述，使用华法林的患者要定期复查血浆INR并根据INR测得值调整药物剂量。

四、ACEI在防止疾病再发中的作用

ACEI是血管紧张素转换酶抑制剂的英文缩写。顾名思义血管紧张素的作用使血管紧张收缩，进而增高血压、增加心脏负荷；它的抑制剂则作用相反，起到扩张血管降低血压的作用。研究认为心肌内的血管紧张素还可以刺激心肌，使心肌细胞和细胞之间的物质（间质）发生病理变化，使起主要泵功能的左心室发生结构和功能的改变（医学上称之“心室重构”），重构可以发生在高血压患者的心脏、心肌梗死后的心脏、心力衰竭的心脏等，发生重构的心脏其功能将会大打折扣，影响患者的生活质量和寿命，ACEI抑制了血管紧张素的合成，所以具有抗“重构”的功能，据临床研究发现，它的抗重构作用居各种心血管药物之首。由于这一功能它已成为治疗高血压、冠心病、心力衰竭等心血管疾病的一线用药。它还能够延缓肾脏功能的减退，也被肾脏病患者广泛使用。但是对重度肾脏功能衰竭的患者，ACEI应该慎用，否则会加重病情。体内有一种叫做缓激肽的物质，它可以舒张血管，ACEI的另一作用是抑制它的分解，由此增加了舒张血管的作用。除此之外，大规模的临床试验结果表明，急性心肌梗死后，长期服用ACEI可以明显减少心肌梗死的再次发生率，拮抗左心室重构，预防心力衰竭，降低总死亡率，所以，ACEI早已成为心血管疾病二级预防必不可少的药物了。

五、ACEI不良反应

ACEI最常见的不良反应是干咳，可发生于10%～20%的患者，停用后可以消失，可能和它抑制缓激肽的分解有关。也有少数患者出现皮疹、过敏和血钾升高等不良反应。这和许多药物一样，不良反应是有的，但是我们不能因噎废食，应该很好利用它来预防心血管事件的再发的作用，注意观察其副作用。

六、广泛使用ACEI

目前专家们一致认为急性梗死康复出院的患者，凡是没有禁忌证，都应该无限期服用ACEI。并且应用到足够剂量，才能有效拮抗左室重构和改善患者的预后。卡托普利每日3次，每次50毫克，依那普利每日2次，每次20毫克，培哚普利每日1次，8毫克，雷米普利每日1次，10毫克。

七、β-受体阻滞剂在防止疾病再发中的作用

β-受体阻滞剂是心血管领域非常重要的一类药物。β-受体阻滞剂的种类很多，临床上常用的有阿替洛尔、美托洛尔、比索洛尔和卡维地洛，最早在我国使用的普萘洛尔（心得安）也还在使用。这类药物主要用于降血压、治疗心绞痛和某些心律失常。它在心肌梗死后二级预防中的作用，最早是在1965年提出的，很多研究证实了β-受体阻滞剂可以提高急性心肌梗死患者的存活率，减少猝死和再梗死的发生。有一组报告心肌梗死后患者使用β-受体阻滞剂治疗1～3年，减少总死亡率大约20%；另有研究发现β-受体阻滞剂可使再梗死率及猝死的发生率降低30%左右。

八、β-受体阻滞剂对心力衰竭的防治

近年的研究还发现β-受体阻滞剂能够防止急性心肌梗死患者

发生心力衰竭并能阻止各种原因导致心力衰竭患者的病情进一步恶化，提高患者的运动耐量以及生活质量，降低死亡率，关于β-受体阻滞剂在心力衰竭患者中的应用，已经写入了心力衰竭治疗的指南，作为心力衰竭的常规治疗了。

九、β-受体阻滞剂的禁忌证

β-受体阻滞剂固然好，但是如果你患有哮喘病；平时心率过慢或曾经被医生诊断过Ⅱ度或以上的房室传导阻滞并没有安装起搏器，这几种情况是不能使用β-受体阻滞剂的。

十、服用β-受体阻滞剂的注意问题

那些已经使用或者准备使用β-受体阻滞剂的患者要了解，正在使用较大剂量β-受体阻断剂时，不能突然停服，否则可能出现严重不良后果。

十一、β-受体阻滞剂疗程

β-受体阻滞剂是否也和阿司匹林及ACEI一样需要长期服用呢？急性心肌梗死后，如果患者耐受很好，又没有需要停药的理由，应该继续长期服用。

十二、β-受体阻滞剂种类的选择

关于选择什么种类的β-受体阻滞剂、何时开始治疗，医生要根据临床试验的证据和每位患者的具体情况而定，有的患者在急性心肌梗死的急性期就需要使用，而另外一些患者可能要等待病情平稳后才能使用。使用剂量调整的问题更是复杂，医生要不断地对患者使用β-受体阻滞剂后出现的各种反应及时作出评估，不断调整直至达到患者所能耐受的最大用药剂量，使其发挥最佳疗效。阿替洛尔主要用于治疗高血压；用于心肌梗死二级预防的有普萘洛尔、美托洛尔、比索洛尔和卡维地洛、用于慢性心力衰竭治疗的有比索洛尔、美托洛尔的缓释片和卡维地洛。

十三、预防疾病再发的全方位治疗

需要说明的是在心血管疾病二级预防中，阿司匹林、ACEI以及β-受体阻滞剂三者各有各的作用，任何一种药物都不能代替其他药物。同时也需要其他方面的积极配合，比如要遵从健康的生活方式，合理饮食，从事力所能及的运动，控制血压、血糖，保持理想的血脂水平，尤其要强调使用他汀强化降脂（具体内容已在前面详述），戒烟非常重要！总之以上介绍的A、B、C、D和E是性命攸关的二级预防的五个方面，每项的两个内容，都非常重要。如果你已经得过心肌梗死或脑卒中，只要严格遵守防线中的各条要求并能够持之以恒，不但将会大大减少疾病复发，还会提高你的生活质量，延长寿命，“亡羊补牢，为时未晚”。要切实地具体实施以上方案，需要医患之间的密切配合，否则收不到预期的效果。

十四、医生的重要作用

首先，在患者住院期间主治医生要严格按照治疗指南对患者实施治疗；住院期间或者出院时，要对患者进行相关医学知识的宣传和教育，根据患者的具体情况，制定出一套行之有效的二级预防方案。研究表明，医生是否依据方案（指南）对患者进行治疗及有效的宣传教育，将直接影响患者的远期预后。

美国DUKE大学进行的一项研究引起了广泛关注，急性心肌梗死治疗方法与指南的符合程度明显影响患者的预后。

研究入选了美国1085所医院，并分析了这些医院2000年7月至 2001 年 3 月所收治的 86735 例急性心肌梗死患者，参照美国权威学术机构撰写的急性心肌梗死治疗指南，根据治疗方案与指南的符合程度把医院分成 4 个等级，并把第一等级的 271 所医院和第四等级的 271 所医院进行比较，结果发现发病 24 小时内接受β-受体阻滞剂治疗患者的比例分别为 86%和 50%，24 小时内接受阿司匹林治疗的比例分别为 93%和 73%，出院时接受 ACEI 治疗的比例分别为 70%和 40%，出院时接受他汀降脂治疗的比例分别为 80%和 58%，在第一等级医院有 65%的患者接受了戒烟的劝告而在第四等级医院该比例仅有 7%。研究结果显示治疗方法和指南符合程度的差异明显影响患者的预后，第一等级医院急性心肌梗死患者住院死亡率较第四等级医院降低了 1/3（分别为 11.9%和 17.6%）。

从该研究结果可以看出，医生本身不按方案实施治疗或者指导患者，预后的结果是大不相同的，充分体现了二级预防中医生的主导地位。

十五、患者需要注意的问题

患者要遵从医嘱，并持之以恒。强调“双有效”，即在预防心肌梗死及脑卒中的复发中，首先要选用有效的药物，其次所选药物要达到足够的剂量。有些患者出院后，亲朋好友出于关心爱护，患者自己也由于经历了疾病的磨难，似乎变得更加珍惜健康和生命了，于是从各种渠道，弄来各种“没有任何副作用”也可能没有任何作用或者作用很小的保健品，认真服用。结果却适得其反，“保健品”虽然服了一大堆，病还是复发，钱没少花，住院次数一次没少，更可怕的是病情可能进一步恶化，增加了疾病的危险性，也增加了进一步治疗的难度。还有一部分患者，虽然按照医生的嘱咐，药的种类选对了，但是药剂量却差了很多。有些药物的剂量需要患者到医院门诊找医生，由医生根据病情进行调整，一部分患者厌倦到医院排队挂号，结果该增加剂量的药物没有及时增加，所以同样收不到好的疗效。坚持服药也很重要，有些患者服药不规律，想起来吃一次，忘了就算了。实际上这是很危险的，有些药物是不能随便停用的，比如 β-受体阻滞剂，如果你突然的停服，可能会诱发心绞痛，严重者可能会诱发心肌梗死。有些对血压有影响的药物，漏服或停服，会引起血压的波动，增加脑卒中的危险。另外，还有极少一部分患者，好了伤疤忘了疼。出院后，把医嘱抛在脑后，不再继续治疗，这是十分危险的，第二次事件的严重性将大大超过第一次。所有这些都足以说明，不但要遵从医嘱，还要坚持不懈，只有持之以恒，才能战胜病魔，赢得健康，快乐地生活。健康要主动维护，疾病复发要认真预防，不能被动等大病一场，到医院“大修一把”。

十六、关注自己的健康

一个对自己、对家庭、对社会有责任感的患者，应该认真对待自己的疾病。作为一个幸存者，更应该珍惜自己的生命和健康。每一位患者最好为自己建立一份健康档案，保留所有的医疗记录（包括门诊化验单、心电图记录、门诊病历，如果可能可以复印住院期间的病历和辅助检查结果保留起来），写写健康日记，记录药物的使用情况，使用药物的反应，血压、血糖的情况，可以通过不断学习、尝试和实践逐渐总结出自我健康的规律，久病应成良医。对已患有冠心病、脑卒中、做过 PCI 或搭桥手术的患者，应该定期到医院或社区医疗站复查和随访，有事报病情，无事报平安，获取防病的指导。

十七、我们一定会拥有健康

相信随着文明的发展，随着先进医疗技术、设备、药物的引进，随着社区医疗的完善，随着医疗保险事业的发展，随着医学知识的普及，我们有充分的理由拥有更多健康和享受更美好的生活。

（高春华，蒋从清，吴高章）

第六章

有氧运动与心脑健康

一、有氧运动创始人库珀博士的故事

库珀（Cooper）本身就是一个故事。库珀原来是一名苦学8年获得医学博士学位后从事心脏内科专业的医生，但是因为工作后形成的不良生活方式导致肥胖、全身无力、睡眠不好而不能坚持紧张的工作。库珀对自己及周围人们的健康状况反思之后，作出了一个惊人的决定，他重新回到母校哈佛大学读了公共卫生学的硕士，将自己的人生定位从“下游”挪到了“上游”。篮球、中长跑、水上运动，中学与大学时的库珀广泛涉猎体育活动。但在攻读博士学位的4年中，运动中止、饮食过量，体重从77千克增长至92千克，血压上升。毕业后繁忙的工作常使他感到精疲力竭。一次，他很有信心地踏上水撬，把时速加大，突然觉得恶心、心慌、天旋地转，似乎马上要昏过去了。事后，他决心从自己的事例中找出缺乏运动、精神紧张、不良饮食以及肥胖与健康的关系，并重新塑造“学生时代的库珀”。他通过跑步与合理饮食，体重从92千克降到77千克。之后，他研究出了著名的“12分钟体能测验”与“有氧运动得分制”。成为全世界推广有氧运动的第一人。20世纪60年代他和夫人办夫妻店起家，离乡背井来到得克萨斯，盘下场地，办起了全球第一个预防科学研究所，以有氧运动为龙头，开发多种经营，有运动服、跑鞋、保健药品等。美国总统卡特、布什、克林顿都到那里进行过有氧运动的指导训练。库珀“预防比治疗更重要”的理论已经过 40 年实践的验证，他首推的有氧运动使 20 世纪 60 年代曾猖獗美国并导致死亡率第一的心血管疾病早在 20 年前就得到了一定程度的控制。20 年间美国吸烟人数减少了一半，高血压人数降低了 30%以上，坚持经常锻炼的人增加了两倍多，心肌梗死死亡率下降 37%，脑卒中死亡率下降 50%，人均寿命延长 6 年。

据报道，1970 年到 1980 年间美国人均寿命增加 4 年，几乎是以往任何一个 10 年里寿命增多的 4 倍。预计近年，美国女性平均寿命为 90 岁，男性平均寿命为 85 岁。有氧运动功不可没。

二、有氧运动之七大益处

有氧运动是指那些以增强人体吸入、输送，以及与使用氧气能力为目的的提高人体耐力运动。在整个过程中，人体吸入的氧气大体与需求相等，即达到了平衡。因此它的特点是强度低，有节奏，不中断，持续时间长。一般来说，有氧运动对技巧的要求不高，例如步行、跑步、游泳、骑自行车、爬山、跳绳、踢毽、跳健身舞、扭秧歌等。这些活动能有效地改善对人体健康至关重要的心肺及心血管功能。

有氧运动是如何改善心血管系统的功能呢？比如你现在正坐着读书，体内氧气的供应与需求是平衡的，假定此时的心率是每分钟 70 次。同时一个长跑运动员也坐着看书，他的心率是每分钟 50 次。这时两个人表面上看上去没有差别，但是心率的差别证明他比你健康，因为他的心脏比你每分钟少跳 20 次，这就是长跑运动员长期有氧运动的结果，他的心肺和心血管的功能得到了提高。

有氧运动有以下七大益处：

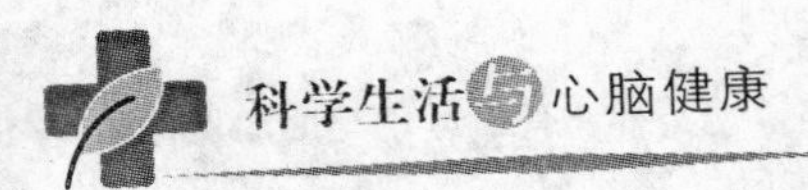

(1) 控制高血压。对血压正常者的血压影响较小，但对高血压患者的影响较大。有研究表明，有氧运动可使收缩压和舒张压分别下降 11 和 6 毫米汞柱，甚至更大些。高血压患者常常还合并有肥胖、糖尿病和血脂升高。坚持有氧运动不仅有益于血压控制，而且有利于减肥、调节血脂和控制糖尿病，全面改善健康状况。体重的控制又促进血压下降，从而步入良性循环。

(2) 增加血液总量。因为氧气在体内是随血液供应到各器官组织，血量的提高也就增强了氧气的输送能力。

(3) 增强肺的功能。有氧运动使得锻炼者呼吸加深加快，从而提高了肺活量，增强吸入氧气的能力。

(4) 改善心脏功能，防止心脏病的发生。氧气吸入肺部以后，要靠心脏跳动的挤压才能由血液输送至全身。有氧运动的特点是使心脏变得强壮，跳动的有力，每次能射出更多的血液，同时也改善了心脏本身的血液供应。另外医学研究证明，有氧运动能提高血液胆固醇中的高密度脂蛋白胆固醇，也就是所谓的"好的胆固醇"的比例，从而减少了发生冠心病和血管硬化的可能性。

(5) 增加骨骼密度，防止骨质疏松。随着年龄的增长，人体骨骼中的钙质渐渐减少，因此骨头变得松脆易折。这就是为什么老年人常发生骨折的原因。有氧运动，尤其是需要支撑体重的走、跑和健身操练习能够有效地防止钙的损失和骨骼强度的降低。

(6) 减少体内多余的脂肪，防止与肥胖有关的疾病的发生。体力活动不足与饮食过量会引起体重与脂肪的增加。当肥胖发展到一定的程度时，患心脏病、高血压和糖尿病的可能性就大大提高。有氧运动加上适当的饮食控制，坚持做到饭吃八成饱，日行万步路，能最有效地除去体内多余的脂肪，减轻体重，而且不会像有些不科学的减肥方法那样损失肌肉成分。如果每天增加两次快步行走（每分钟 120 米），每次 20 分钟，那么两个星期就可以减掉0.5千克，一年可以减12千克纯脂肪！而且这种运动并不是非常剧烈或难度很大的，重要的是持之以恒。

（7）改善心理状态，增加应付生活中各种压力的能力。一个人在缺少运动时，常感到疲劳、情绪抑郁、记忆力减退，甚至丧失工作兴趣。有氧运动可奇迹般地扭转这种状态，使人情绪饱满，精神放松。

值得一提的是，各种运动形式并非是互相排斥或绝对独立的，在有些运动项目中，它们同等重要，最典型的是篮球、足球、中长跑。对于普通锻炼者来讲，把力量练习、柔韧性练习和有氧运动综合起来会得到最佳的锻炼效果。全面与平衡又是一个重要的原则。从下面的表中我们可以看到单纯耐力练习、单纯力量练习或者是两者综合练习的效果。

锻炼方式	有氧代谢能力	力量
单纯力量练习	没变化	增长30%
单纯耐力练习	增长15%～20%	增长0%～12%
二者循环练习	增长5%	增长18%
超级循环练习	增长12%	增长23%

三、走出似是而非的运动误区

（1）运动强度越大，运动量越大效果越有益健康。这是最常见的错误观点。百米赛跑、举重等时间短、强度大、需要爆发力的竞争性体育比赛项目为无氧运动，是对人体力量与速度极限的不断挑战与突破，但并不利于人体健康，反而会使受伤的机会大大增加。一般的无氧运动不能有效地改善人体的心血管系统。1977年，曾有一位1976年蒙特利尔奥运会的百米冠军，他在原地跑步器上只走了16分钟就筋疲力尽了，测试得分的点评是“差”。但两天后，他又在田径比赛中跑出了好成绩。这是怎么回事呢？原因是体育训练的专门化原则限制了这位短跑明星心血管系统耐力的发展。对于老年人、体质差或心血管病患者来说，无氧运动容易引发疾病甚至发生意外，如果高血压患者从事这些运动，无疑会导致血压急剧升高，甚至发生脑出血的严重后果。过强过量的运动也不利于减肥，因为体内脂肪的减少关键在于运动时间的长短，而不是运动的强度。如果太性急，一开始就想一步登天，把多年不运动所造成的损失补回来，其结果是在几天内搞得精疲力竭，半途而废。请记住：冰冻三尺非一日之寒，人体因缺乏运动而引起的体质下降是慢慢发生的，要扭转这个局面同样需要一段时间。贵在坚持，而不是速度。

（2）晨练比暮练好。其实早晨人的血压较高、血液凝聚力高，血栓形成的危险性也相应增加，是心脏病发作的高峰期。对老年人和心血管病患者来说进行有氧运动的理想时间最好选择在黄昏，晚饭前。当然在睡觉前不宜做过多运动，否则过度兴奋，影响睡眠。但早晨运动对身材肥胖的人来说是比较理想的，因为早晨运动时身体所需的能量要靠体内堆积的脂肪氧化来提供。

（3）体育锻炼要克服身体各种不适和痛楚，有痛苦，才有效果。这是一种最危险的错误概念。如果在运动中出现眩晕、胸闷、胸痛、气短或过度疲劳症状，应立即中止运动，必要时应到医院进行查治，尤其是老年人。要牢固树立起有胸痛上医院的理念。

（4）停止运动使人发胖。在现实生活中，确有一些人在停止运动后发胖了，但我们可以看到有许多的运动员在退出体坛后仍然能够保持健美的身材。发胖的关键不只取决于运动，如果不注意控制饮食，保持八成饱，并且注意合理搭配，大量吃高热量高脂肪的垃圾食品，那么从食物中摄入的热量大大超过消耗的热量，必然引起脂肪堆积。

（5）涂减肥霜就能不运动。现在有很多减肥药减肥霜往往标榜不用节食、不用运动也能减肥，事实并非如此。曾有一个人禁不住商家花言巧语的虚假广告诱惑，买来了一罐宣称涂涂抹抹就会分解脂肪，完全不需要节食不需要运动就能在很短时间看到成效的减肥霜，但用了一段时间后发现根本无效，找商家理论，商家说：你的体质和别人不一样，如果你希望看到效果还是要运动。后来这个人坚持有氧运动，控制了饮食，体重很快就降了下来。

（6）我是胖了点，但是好像没病，干吗非得运动减肥。其实早在 1997 年，世界卫生组织就将肥胖症列为仅次于吸烟和艾滋病的第三大慢性杀手，肥胖者发生Ⅱ型糖尿病、心血管病、脂肪肝的危险性分别是普通人群的 3 倍、2～3 倍和 7 倍。如果不尽早在控制饮食的同时进行有氧运动，等到肥胖伴发高血脂、高血压、Ⅱ型糖尿病、冠心病、脂肪肝等发生的时候，后悔可就来不及了。真是一胖百病生啊！

四、有氧运动成功的秘诀

享受运动的乐趣和得到锻炼的效果，是每一个人所期望的。实现这两个目的的秘密也很简单。第一是要选择一种最能促进全面身心健康的运动形式。这个问题我们已经清楚了，当然是有氧运动。第二是选择一种有兴趣并有可能长期坚持下去的运动项目。这也是非常关键的，没人强迫你长期从事一种不喜欢的活动。第三是要有恒心。一旦下定决心要实行某种锻炼计划，应允许身体对其有一个适应过程。开始一定要悠着点儿，耐心点儿，至少坚持 6 个星期，那时就会逐渐尝到有氧运动的甜头，并自觉地进行锻炼。我们一定要记住有氧运动重要的是坚持，而不是速度。

有些读者也许会问，到底什么锻炼项目最好？这个问题没有确切答案。任何与有氧运动沾边的项目都有其锻炼价值，虽然在效率、项目特点等方面有区别。各种运动项目至少有一点是相同的，那就是运动消耗热能。下面给出 15 项运动热量消耗统计：

（1）游泳。每半小时消耗热量 175 卡。它是一项全身协调动作的运动，对增强心肺功能、锻炼灵活性和力量都很有好处。它还有利于患者恢复健康，妇女生育后恢复体形，对老年人和身体瘦弱的人都是一项很好的运动。

（2）田径。每半小时可消耗热量 450 卡。它可使人体全身得到锻炼。

（3）篮球。每半小时消耗热量 250 卡。它可增强灵活性，加强心肺功能。

（4）自行车。每半小时消耗热量 330 卡。对心肺、腿十分有利。

（5）骑马。每半小时消耗热量 175 卡。有益于大腿和意志的锻炼。

（6）滑水。每半小时消耗热量 240 卡。对整个躯体、四肢肌肉和平衡能力有很好的锻炼作用。

（7）高尔夫球。每半小时消耗热量 125 卡。它的锻炼效果来自长途跋涉和击球动作。如能持之以恒，对保持线条优美极为有利。

（8）慢跑。每半小时消耗热量 300 卡。有益于心肺功能和血液循环。跑的路程越长，消耗的热量越大。

（9）快步行走。每半小时消耗热量 75 卡。对心肺功能的增强有益，它能改善血液循环、活动关节和有助于减肥，与慢跑同样有效，并更为安全，很少损害关节，损伤肌肉或韧带。

（10）滑旱冰。每半小时消耗热量 175 卡。可增强全身灵活性和腿部力量。

（11）跳绳。每半小时消耗热量 400 卡。这是一项健美运动，可改善人的体姿。35 岁以上的人跳绳不可过于激烈。

（12）壁球。每半小时消耗热量 300 卡。可锻炼两腿灵活性，可减肥，可增加速度。但心肺功能较差者不宜从事这项运动。

（13）网球。每半小时消耗热量 220 卡。这是项激烈运动，它能够锻炼心肺功能，锻炼灵活性。

（14）乒乓球。每半小时消耗热量 180 卡。属全身运动，有益于心肺，可锻炼重心的移动和协调性。

（15）排球。每半小时消耗热量 175 卡。主要增强灵活性、弹跳力和体力，有益于心肺。

五、有氧运动四步走

制定个人锻炼计划共有四个步骤，我们一个一个地具体落实。

1. **全面体检，对目前的建康状况进行评定**

中断体育锻炼时间较长又重新开始运动前，有必要检查一次身体，这对三四十岁的人来说尤为重要。这次全面体检最好包括运动心电图检测，至少也要做普通心电图，以保证不发生任何意外。如果在目前没有可能全面体检怎么办？还能不能开始锻炼？回答是可以，但要严格遵守循序渐进的原则。运动中一旦出现身体不适，务必及时地找医务人员或专家解决，不能有侥幸心理。

2. **找到合适的运动项目**

理想的有氧运动必须符合以下几个标准：

（1）全面大肌肉群的活动，能把锻炼者的心率提高到一定范围，并保持 20 分钟以上。

（2）简单易行，有兴趣，能使锻炼者在较长一段时间，最好是终身从事的运动项目。

（3）受条件限制较少，能在绝大多数场合和气候条件下进行。

下面介绍一些基本的活动，并提出它们的优缺点。

（1）快步行走。走路是人类最基本的运动形式，也是任何人，在任何时间、地点都可以从事的锻炼。它的优点是动作柔和，不易受伤。特别适宜于老年人和体重过重的人。实践证明，全力以赴的快步行走甚至比速度最慢的跑步效果更显著。步行的缺点是费时间，你得用大约两倍于跑步的时间来取得同样的效益。使用越野大步走两手持的行走手杖，可强化上肢运动度，增强运动效果，并且提高上下山时的安全性，这一方式在北欧很流行。

（2）跑步。跑步被称为有氧运动之王。它是周身的全面运动，而且可以在较短的时间内取得最大的效果。跑步也不需要什么技术，不需要用具和场地，只要有平整的道路，较干净的空气就行了。跑步除了提高有氧运动功能以外，还可以增强骨骼密度，因而能有效地防止老年人骨质疏松的发生。跑步的缺点是下肢关节受力较大，如果跑步的姿势不正确或运动量过大，受伤的机会大于步行和游泳。运动量的大小是因人而异的，有些人常年每周跑40千米而毫无问题，但另一些人则不能超过25千米。另外，鞋子的质量也很重要，不可忽视。

（3）游泳。游泳是全身运动，能全面提高心血管系统的功能和增强体质。由于它是在水里进行的，水的浮力减轻了关节和韧带的负担，所以游泳对老年人及超重的人是非常适宜的。很少有人因游泳而受伤，这是它的优点之一。游泳的局限性（实际并非游泳本身的问题）是它对场地的要求，除非天天有室内游泳池的可能性，否则坚持常年锻炼是困难的。

（4）公路骑车。骑车是腿部大肌肉群的运动，在达到一定强度的情况下（每小时至少20千米）能够增强有氧运动功能。而且，由于骑车人的体重大部分被车座支撑着，下肢关节承受的重量较小，不太容易受伤。但骑车的姿势对腰背不是很有利，上肢肌肉也得不到足够的运动，所以必须辅以其他活动才能全面地锻炼身体。骑车的另一个局限性是天气与道路，拥挤的交通与频繁的红灯都会使骑车难以收到预期的效果。

（5）健身操。各种形式的健身操在近十年中发展很快，深受人们特别是女性的欢迎。由于有音乐的伴奏，给人以美感，而且又是集体一起操练，所以对许多不习惯于独自锻炼的人来说有特别的吸引力。如果套路和动作编排得当，一套45分钟的健身操，可以给人以全面的运动效果。可是健身操的种类太多，一个教练有一个套路，很难进行统一的评定，只能取决于锻炼者自己，是以运动强度和运动量为标准还是以心率的高低为标准，锻炼者要做到心中有数。太极拳和太极剑不属于有氧运动之列，因为这种运动强度低，运动量也小。

3. **确定有氧运动心率**

选择了合适的运动项目后，下一步就是确定应该达到的运动心率，运动时的心率快慢是评价运动量大小的指标。正如人体其他器官一样，心血管系统也只有在一定的运动强度刺激下才能得到改善。但这个强度又不能太高，否则就变成了无氧运动了。这个心率范围叫做“有效心率区”。掌握了有效心率区后，就能在从事不同运动时自己控制运动量与强度了。

确定有效心率区的第一步是学会自己把脉，并记住安静时的脉搏数。你可以在颈部（锁骨上面）、腕部或直接在胸部摸到你的心跳，然后数15秒钟，再乘以4，这样就知道自己安静时的每分钟心率了。

第二步是按年龄计算出最高运动时的心率。一般来说年龄越小最高心率越高。计算公式是这样的：

（1）男子最高心率＝205－年龄/2

（2）女子最高心率＝220－年龄

以50岁的一男一女为例，男的最高心率为205－50/2＝180，女的最高心率为220－50＝170。

第三步是确定运动时的有效心率范围。对普通锻炼者来说，最高心率的60%～85%是合适有效的运动心率范围。仍以50岁的男子为例，180的60%～85%为108～153。这就是说，在运动时的心率，如果低于108效果不好，高于153则太剧烈，对老年人不安全，130～140是最合适的。

最后提一下怎样测运动心率。当一个人跑步或游泳时是无法自测心率脉搏的，除非有特别的仪器，因此最可行的方法是在运动刚结束时立即把脉，数15秒钟再乘以4。通常，从停下来到摸着脉搏，看表，大约需要15～20秒，所以应在测得的心率上再加上10%。举例来说，测出15秒的心率为30，乘以4是120，再加上12，你的运动心率就是每分钟132了。

4. 制订计划并开始锻炼

任何安全有效的锻炼计划必须包括4个部分，它们是：准备活动；有氧运动；放松；徒手或负重的力量练习。下面详细介绍一下这四部分的目的与作用，以及怎样把它们结合起来。

（1）准备活动。准备活动对各种体育活动以至运动训练都非常重要。可惜的是许多人对此缺乏认识而忽视了这一必不可少的部分，其结果是经常肌肉酸疼，关节韧带扭伤，甚至发生因为突然进入大强度运动而引起的头晕、恶心等症状。一般来说，准备活动的目的有两个：一是活动各个关节与肌群，提高其温度，增加弹性以适应将要进行的运动。二是逐渐提高心率，让心血管系统做好大强度运动的准备，安全地进行有氧运动锻炼。准备活动通常需要5～10分钟。你可以先慢跑步2～4分钟，再做一套全身的柔韧性练习，也可以先进行柔韧性练习，再开始慢跑或其他活动。比较安全有效的柔韧性练习方式是坐在地上或躺在垫子上进行静力伸张活动，也就是保持某一部分肌肉韧带在被牵拉的状况下静止30秒至1分钟。北欧流行的大步越野行走手杖可在准备活动时发挥作用。

（2）有氧运动。这一部分是整个练习的核心，质与量都必须予以保证。所谓“质”就是锻炼中的心率要达到“有效心率范围”，并保持在这个区域中。所谓“量”就是每次进行至少 20 分钟连续耐力运动，每星期 5 次，每天 30 分钟。天天练最好，在周末突击运动是一种有害无益的习惯。

（3）放松。经过比较剧烈的二三十分钟耐力练习，突然停止或坐下、躺下都是十分有害的。因为肌肉突然停止运动会妨碍血液回流到心脏，从而造成大脑缺血，锻炼者会觉得头晕，甚至失去知觉。正确的做法是放慢速度，继续跑、走或是骑车 3～5 分钟，同时做些上肢活动，让心率慢慢降下来。

（4）肌力练习。这是针对一些在耐力活动中没有得到充分锻炼的肌群，主要是四肢和腰腹。可以做徒手的俯卧撑，引体向上，仰卧起坐，俯卧挺身，也可以进行举重练习，最后再做几分钟的放松性柔韧练习，整个锻炼就可以结束了，总共大约需要 40～50 分钟。

六、有氧运动与高血压

高血压的治疗分为药物治疗（即抗高血压药物的合理应用）和非药物治疗（主要是生活方式的改变）。这里我们主要谈一下高血压患者进行有氧运动应该注意的问题。

研究表明，充分合理的有氧运动对于轻度高血压患者的降压效果良好，甚至优于某些降压药物。但停止运动，降压作用可能消失。有氧运动和控制饮食有益于减肥，也对降压有利。

中年男性中与运动相关的猝死，80％是由于心脏缺血。这当中有血压记录者，1/3 有血压升高。这揭示高血压患者在运动中猝死的危险可能增加。

怎样充分发挥运动对高血压控制的有益作用，又避免运动的风险？关键在于了解高血压患者运动的科学合理方案。

科学合理的做法是从小运动量开始，逐步加大运动量。一般来说，轻度运动是指散步、慢跑、慢骑车、扭秧歌等；重度运动指快跑、快骑车、滑雪、游泳、球类比赛等；强度和时间介于两者之间的为中度运动。

大多数高血压患者为中老年人，平时缺乏规律性的体力活动，要坚持有氧运动，需要改变生活方式。因此，医生应经常鼓励患者运动，并且对他们的运动情况加以监测随访。患者在运动中的变化也应及时与医生联系。组织集体锻炼有利于持之以恒。如不坚持运动，患者不会得益。

为了安全从事有氧运动，开始运动前，高血压患者应做静息时的常规心电图；平时静坐过多的职业，应做运动负荷心电图，即在踏车或在活动平板上行走时进行心电图的监测与记录。对于有其他冠心病危险因素，诸如吸烟、肥胖或高血脂的患者，运动试验必不可少；超声心动图有助于发现左心室肥厚，有左心室肥厚的患者，运动量要小，心肌缺血的患者运动量也要小些。

参加运动的高血压患者，使用抗高血压药物也应注意，β-受体阻滞剂和短期使用利尿剂会降低患者的运动能力。卡托普利、依那普利等药物对运动能力无明显影响。服用β-受体阻滞剂，尤其剂量较大时，会使运动有效心率上不去，此时不要苛求公式计算出的心率范围，应以不过度疲乏为尺度。

运动应与饮食控制、消除紧张和药物治疗相结合。否则，即使对轻度高血压难以满意控制。

早期治疗高血压，就要认真对待正常高限的血压，认真治疗轻度和血压处于波动但可自行降至正常的高血压。这些患者如能认真改变生活方式，真正坚持综合使用非药物治疗措施，效果是很好的。早期治疗的关键之一是及早发现，注意定期体检，监测自己的血压变化。

七、有氧运动帮你实现精神放松

一个人在丧失工作兴趣、记忆力减退、易感疲劳、情绪焦虑抑郁时，有氧运动常可奇迹般地逆转这种状态，使自信心增强，焦虑和抑郁等情绪障碍得以缓解。

美国一所大学曾对58名参加健康锻炼的男性进行研究。该活动每周3次，每次由3个90分钟单元组成。在每个时间单元里，要求参加者先慢跑15分钟，做准备活动，然后做25分钟健身体操，再慢跑25分钟，最后进行25分钟的娱乐性活动，结果参加者的身体状况均有所改善。除此之外，体内的化学物质和参加者的性格亦有显著变化。慢跑速度和跑步距离有所增加，自信心增强。研究者伊斯梅尔教授认为，随着慢跑能力的改变，“参加者不仅能看到自己的自信心有所改善，而且变得更愿意走出家庭去参与社会交往。从心理学角度来讲，情绪也变得更加稳定”。

加利福尼亚和得克萨斯州对犯人的研究，以及达拉斯有氧运动研究中心对男性警察进行的研究均证明，“许多有氧运动的参加者有性格方面的改善。一般均有健康感增强，睡眠改善，紧张和抑郁减轻，并不再有自卑感”。

那不拉斯卡大学运动生理专家西梅医学博士，分别对考试前和考试中易患紧张和焦虑的48名大学生进行了观察。他发现有氧运动，对于缓解焦虑、静思、松弛有一定的作用。而慢跑步可能是更为合适的方法。

为了研究健康在控制情绪紧张方面的作用，达拉斯有氧运动研究中心同达拉斯独立学校的教师及管理人员，在这方面做了许多研究。他们对100名在良好营养条件下进行运动的参加者进行了6个月的观察，同时用不改变运动和饮食习惯的60名教师和管理人员作为对照。结果表明，凡是定期参加有氧运动，并按规定进行饮食调整者均出现了某些有益变化，包括：①在自我感觉、身体健康和抑郁减轻方面有明显收益。②处理紧张工作的能力明显增强。③参加者的工作效益明显改善。

1. **有氧运动减缓情绪紧张**

该原则至少在两方面起作用：①处理日常生活中出现的情绪紧张的能力。②劳累一天后从紧张状态中解脱出来，以便能在放松和精力充沛的情况下继续工作的能力。

实践证明，有氧运动有助于控制日常工作及业余消遣中所出现的焦虑反应。通常安静状态下美国男性的平均心率为每分钟70次，而美国女性的心率平均为每分钟75～80次。即使在轻度的有氧运动后，安静状态下的平均心率也有明显下降的趋势。

研究发现仅仅参加了3个月的有氧运动的男性中年人（年龄45～55岁），其心率即从72次降至55次。而女性心率的降低更为明显。1975年对世界长跑运动员进行了观察发现，其安静状态下的心率平均在45次左右。而一些马拉松选手（无论男女）安静状态的心率至多为35次左右。据资料称，一个名叫黑格顿的马拉松选手的安静状态下心率仅每分钟28次。参加有氧运动后心率减慢说明心脏在比以前跳动次数少的情况下就可以满足人体对血氧的需求，也就是说增加了心脏的储备能力。在紧张时保持较低心率意味着可以使你保持沉静和有能力更好地控制情绪。更重要的是，经过锻炼的心脏常常会挽救一个人的生命。

有许多事实表明，剧烈的体力活动或情绪变化，可促使心脏快速搏动，并可能造成致命的心脏性猝死。一位偶然参加跑步并熟悉有氧运动的空中小姐讲述了这样一个故事。她说："就在几天前，我们的飞机在起飞前接到通知说，有一位迟到的旅客要上飞机。于是我走到飞机尾部，降下尾部梯子，帮助这位40岁的男子上机。当时我注意到他一手提一个大箱子，另一只手拿着一个笨重的手提包，呼吸困难、大汗淋漓、面色苍白如纸。帮助他坐到了飞机尾部吸烟区的座位上后，我就重新回到了自己的座位。刚刚坐下就看到警报灯亮了起来，我告诉机长可能遇到了麻烦，然后冲到飞机尾部。此时，那位旅客已昏倒在座位上。我尝试用口对口人工呼吸和胸外心脏按压的方法进行抢救，但是一切毫无结果。”

再举个例子，有一个繁忙的行政人员，在赶飞机时死于心脏病发作。假如他曾经受过有氧运动锻炼的话，可能会忍受住当时的紧张，或许至今仍还健在。

这种情况在现实生活中并不少见。现在，人们已经知道这种现象的医学解释：极度的紧张可以导致肾上腺素的反应。该反应可使心率达到无法忍受的极限，结果导致心源性死亡。此外，老人受窃贼惊吓，或某人得知自己钟爱的人死亡消息时，也容易发生这类情形。

一些学者研究电视中激烈场面对生理方面的影响。例如，有位学者对观看电视足球赛的一名心脏病患者进行心电图监测。比赛开始前，他的心率为每分钟60～80次。比赛一开始，心率就上升至60～120次之间，同时出现心律失常。随着比赛更加紧张激烈，其心率达到每分钟150次，心律失常明显严重起来。如果这种心律失常持续存在，很容易导致死亡。

事实表明，在紧张状态下，健康与不健康的心血管系统，在反应上有许多不同，而有氧运动则是控制紧张的一种有效手段。

健康锻炼有助于减缓工作或日常生活中出现的紧张，而缺乏这种锻炼的人会在紧张的情况下受到损害。有趣的是，有氧运动的时间也可对紧张的控制产生影响。比如你繁忙地工作了一天，如果在下班后的晚饭前进行锻炼，有氧运动就有助于你消除紧张感，可使你在轻松及精力充沛的状态下工作至深夜。假如你正在努力减肥，在这个时间内运动，不但不会如常人推理认为会增加食欲，反而有减少食欲的作用。

为什么运动在减少紧张和焦虑方面会有如此大的益处呢？首先，运动能使代谢增加，有助于消除积蓄的肾上腺素的作用，因为这种物质会使人保持紧张状态。如果由于体内激素增高而导致激动时，此时体内的化学物质便失去平衡。除非彻底改善这种状态，否则就不会有健康的感觉。此外，运动还有助于身体清除体内废物，加快新陈代谢，使身体恢复松弛达到平衡状态。

2. 有氧运动的内啡肽效应

许多与跑步和有氧运动有关的健康及舒适感，都与体内分泌的强大激素——内啡肽有关。这种激素常在耐力性活动中分泌产生，是一种吗啡类物质。在多数情况下（包括剧烈运动）它是由脑垂体分泌释放的。内啡肽具有镇痛作用，因而与吗啡类似。从剂量上相比，内啡肽的作用要比吗啡约强 200 倍。

早在 20 世纪 70 年代中期，英国的研究人员就发现了内啡肽，并证实它与剧烈运动后的舒适感及其他健康感觉有关。这些感觉可以在相当的强度上持续 30 分钟至 1 个小时，甚至更久。1982 年，在波士顿举行的马拉松比赛中，一位来自盐湖城的长跑运动员，在跑了 11 千米时股骨发生了应力性骨折。尽管如此，他却在瘫倒前跑完了 42 千米的比赛路程。此后在数小时的手术中，外科医生用了较长的钢板才将股骨固定。据医生们推测，这位 38 岁男运动员的大腿肌肉非常发达，在长跑中肌肉实际上起到了固定夹板的作用。很明显，内啡肽作为一个因素使他能够忍受住疼痛，并跑完比赛。

据意大利学者 1980 年的报道，剧烈运动后体内的内啡肽水平显著升高，甚至高达平时的5倍之多。8个平均年龄21岁的世界级运动员进行了极量运动平板试验，运动前的内啡肽水平为320纳克/升，12分钟剧烈运动后，内啡肽水平立即上升至1620纳克/升。停止运动15分钟时仍为1080纳克/升，30分钟时则降至420纳克/升，但此值仍高于安静时的水平。

运动是最好的生理镇静剂。除了可作为控制抑郁的手段外，精神科医生还将其作为缓解某些类型的紧张和情绪焦虑的一种治疗方法。

曾有一位具有典型内向型性格的女性，总是躲避参加社交及聚会等活动，从不愿意让人看到她穿着短裤参加跑步。自从参加了有氧运动以后，她的态度发生了改变，开始定期参加跑步，经平板运动紧张度测试成绩满意，性格也得到了完全改变，变成了一位典型的外向型女性。这位女性的性格变化，主要是自我印象改善的结果。

随着自我印象的改善，自信心就会变得更强，性格趋于外向。大量调查（即调查参与者的情绪变化趋势）资料表明，这一结论是完全正确的。

即使在相对轻度的运动后，体内的内啡肽水平也可能有明显的增高。据有氧运动中心的参加者所寄来的材料表明，若以7.5～9分钟跑1600米的速度跑完5千米的话，则多数人在跑步中和跑步后至少有一次短暂的舒适感觉。这种感觉可能与内啡肽释放有关。

内啡肽这种遍布全身的吗啡样物质可以抑制通常可以感觉到的疼痛。问题在于当一个人遇到严重的损伤而非一次性疼痛时，内啡肽就会掩盖疼痛。一旦内啡肽作用消失，就会导致更强烈的疼痛。由此看来，一些人常说的“在疼痛中跑步”进行锻炼，可能是极不明智的。

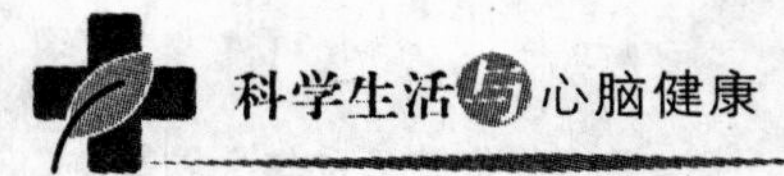

根据经验，仅有轻度疼痛或酸痛感时，仍然可以继续运动。当疼痛随着运动消失，但继之而来的是更为剧烈的疼痛时，则应休息数日。若疼痛持续存在，则应该就医检查。

3. 有氧运动与性格变化

无论你属于哪种类型的性格，或介于它们之间，紧张几乎每天都在伴随着你。每个人都经历过紧张，每个人都有自己消除紧张的方法。当你处于紧张状态的时候，也许会寻找到放松自己的机会。譬如睡觉、休息、看电视、逛商店、听音乐、去 OK 厅、喝盅酒、发脾气、找朋友等等，形式多种多样，也不乏奏效的。但是，上述方法几乎都是通过环境的改变和注意力的转移，暂时地帮助你解除了紧张和烦恼，身心暂时得到了放松和休息。那么，怎样才能从根本上，而不是从形式上使机体对紧张产生生理保护性的反应呢？

从生理健康意义上讲，有氧运动是最理想的调节紧张、完善性格的方式。因为，它不仅仅对你的呼吸系统、血液循环系统、骨骼肌肉、消化系统、内分泌系统以及神经调节系统有好处，同时也锻炼了你的意志和耐力。美国曾就有氧运动调节紧张的作用，做了大量的妇女调查与研究工作。调查表明，一般不常运动的妇女的静态心率为 75~80 次/分，但是经过一段时间的小量有氧运动后，静态心率明显地下降至 60~65 次/分。这有什么好处呢？这种受过“锻炼”的心脏效率大大提高了，从而使导致紧张的肾上腺素分泌减少。这样，即使你处于紧张中，心率的减慢所带来的一系列反应使你沉着冷静，能很好地控制自己的情绪。

一位行政人员曾经谈起自己的体会，他说：“开始认为跑 3 千米对我来说简直是不可思议的事，但经过数月坚持不懈的努力，还是达到了这个标准。其收获后来在我生活中的其他方面也产生了影响。从此，即便有大量的工作要做，我似乎也不再为此而感到困惑了。对于情绪紧张似乎也有了更强的忍耐力。现在，每天坚持跑步数千米的习惯使我比以往任何时候都更加了解自己。每次跑步结束时就会感到自己如同一个加满油的机器。我可以在情绪沮丧的状态下开始跑步，心里想着许多关心和焦虑的事情，但在跑步结束后，就会感到自己已成为一个健全的整体，思维和身体也融为一体。”

内啡肽的释放可能对这些整体感觉有某种作用。但是，跑步能增加工作兴趣的作用远远不仅仅是内啡肽的功效，似乎还有性格变化在跑步者的思维和情绪变化中发挥作用，并且有助于保持运动者的身体内部处于平衡状态。

所以，持之以恒的有氧运动，不仅赐给你一个健美的体魄，而且从根本上达到控制紧张的目的，也潜移默化地改善人的性格，使具有“攻击型”的A型性格或“防守型”的B型性格的人向C型性格发展；而那些C型性格的人，在有氧运动中更加趋于成熟和完善。使你在挑战面前感到紧张的同时又有充分的控制，从而使紧张与松弛两者达到对立统一。对紧张的乐观反应，实际上有利于身心健康。

八、有氧运动对家庭的影响

我们知道，健康依赖于饮食和运动之间的平衡。此外，还有一种超过个人范围的平衡，即运动与人际间的关系。同其他因素一样，这种源于社会的平衡，是促进健康的重要因素，因为适宜的环境能促进人们的健康。

如果一个家庭的全体成员都注重合理膳食和参加有氧运动的话，就会有助于保持和建立这种良好的习惯。近年来发现，平衡的膳食和有氧运动有助于人际间关系的协调，尤其能促进家庭和睦。

过去，我国人民的家庭观念是比较重的。现在，随着现代社会发展和生活节奏的加快，家庭的特点正在发生变化。“大家庭”的凝聚力越来越小，父母和子女之间也变得彼此陌生起来，而且处于消散解体之中。

尽管现在的家庭平衡存在许多问题，但对理想的家庭关系还是抱有希望。希望未来的家庭会有一个新的名称：有氧运动家庭。

我们期望这些有氧运动家庭的成员中，由于相互关心彼此的健康而使关系更加密切。他们可以一同运动，在适合自己的群体环境中放松自己，同时使各自的烦恼得以解除。

1. 运动促进家庭和睦

共同参与运动的家庭，至少在各自的运动中能彼此相互支持，使家庭完美而和睦。

但是过度运动对一个家庭来说是危险的，尤其当家庭成员对运动的要求不一致时更是如此。例如妻子外出参加马拉松锻炼，而在家中的丈夫就可能为此而愤怒，而且可能由此产生不和，甚至导致离婚。但是，如果丈夫也参加跑步运动，他就能更好地理解妻子，家庭就会因此而变得和睦。

如果全家庭的成员都参加跑步（并非全家在一起跑步），这不仅组织困难，而且很难做出切实可行的安排。每个人应当有自己的跑步速度和所喜爱的跑步路线。虽然有一些家庭成员不喜欢跑步、游泳或其他运动，但只要全部或大部分成员认真参加有氧运动，就可以使家庭成员间的关系更加密切。这是其他方法所不能及的。库珀博士自己的家庭就是这样的。全家人各自去运动，然后在一起交流彼此的经验。偶然情况下，他喜欢同妻子在一起跑步，她的速度比他慢得多，因此时常抱怨他对她的要求过高，而他也抱怨她如此慢速度的跑步常使自己感到腿部疼痛。由此不难理解，肩并肩地跑步是不切实际的，甚至造成不和。

库珀在和小女儿跑步时也产生了矛盾。她在 6～7 岁时喜欢同父母一起跑一定的距离。现在，她在 3000 米跨区比赛中已成为全州的冠军，因为她跑的速度比 50 岁的父亲要快得多。

同儿子跑步也一样。他对各种体育活动都感兴趣，如足球、滑雪和滑水。除了有时在一起运动以外，一般并不常在一起运动。但是，不同的体育爱好和兴趣，并未使父子彼此分开。相反，由于大家都注重健康运动，父子关系变得更加密切了。

2. **身体健康可以使夫妻间的性生活更和谐**

这方面目前仍缺乏定量的资料。然而，在有氧运动和性生活满意之间确实存在明显的关系。在过去的岁月中，有许多病人志愿者提供他们在定期参加体育活动后性生活改善的资料。如果夫妻双方都参加运动，两者之间的性生活就会变得更加和谐美满。

但是，跑步所引起的慢性疲劳除外。在这种情况下，运动常有不利的作用。如果夫妇中仅有一方定期参加运动，而且身体变得十分适应性生活的话，此时如另一方无力配合，也可能会降低性生活的和谐性。

3. **有氧运动缓解家庭中的紧张水平**

许多因素（如内啡肽和运动）可以减轻繁忙工作后的紧张感，这方面的例子我们见过很多。当无紧张感的成员在一起时，作为一个家庭就会免受紧张的不利影响。

例如，多数人都会目睹或亲身经历过这种情形：父亲或母亲将自己在工作和家庭中遇到的烦恼发泄到孩子身上。而运动则有助于减少这种现象，并且还具有多米诺效应的情绪改善作用。假如你自己感觉良好时，周围的人也能明显地感到这一点。结果，一个人的感觉就会对周围的人产生有益的影响。

全家运动的习惯有助于增强父母和子女间的交流，尤其是增强父母和 10 岁左右子女间的交流。

我们曾遇到过无数的家庭讲述他们是如何通过定期运动、良好饮食及其他有益于健康的活动，使得家庭成员间的障碍得以消除的。

当父母缺乏与子女交流的经验时，常常会导致与子女间的接触减少。而在参加运动的家庭中则有许多可以分享的乐趣，这常是充分交流和关系融洽的原因。

1982 年春天，库珀 16 岁的女儿波克成了一名优秀的并具有竞争力的赛跑运动员。从此，他们全家努力参加女儿的每一次比赛。库珀常从异国他乡急忙赶回来，以便能看到女儿的比赛。库珀认为，自己的心脏比女儿的心脏跳得更快！对一个家庭来说，有这样的体验真是一件趣事。我们希望我国的每个家庭都能在其家庭成员“真正健康”时体验到这个令人兴奋的感受。

这里，应该提出一个警告：正如不能强迫儿童做其他事情一样，也不能强迫子女去运动。除非他们自己喜爱，否则，过分要求孩子只会使他们憎恨和逃避运动，一旦他们离开了父母，他们也就离开了运动。

根据参加运动家庭所得到的经验，鼓励孩子的正确方法是家长为孩子做出榜样，而不是过于强求孩子锻炼。孩子们总是会模仿成人的活动，好的、坏的都会模仿，如吸烟、喝酒和运动。

这里给各位的一个忠告是：不应当鼓励 10 岁以下的儿童参加要求很高和时间过长的运动，因为他们的骨骼和肌肉发育尚未完善，因而，在紧张的有氧运动中容易造成损伤。

尽管健康因素十分重要，但是，一个缺乏精神基础的家庭是很难维持的。如果全体家庭成员在健康方面共同努力的话，也会从中得到相应的快乐、幸福和满足。

九、健康使工作充满乐趣

身体和情绪的平衡是非常重要的，因为它可以影响一个人的健康。而个人的这种平衡很自然地有利于家庭的平衡，其结果必然会对周围的环境产生积极的影响。

当你对工作感到厌倦和不满时，或许你的工作和生活已处于一种失衡状态，其原因也可能与生活中其他方面失调有关，或是因健康状况下降或家庭不和睦所致。因此，工作中的感觉常是遇有困难的征兆。

请假或旷工是反映职工（雇员）与领导（老板）间关系是否平衡的最好晴雨表。一般情况下，旷工的主要原因有 4 个：①对工作缺乏兴趣；②家庭问题；③身体不健康；④患有疾病。

厌倦工作、饮酒和家庭不和可能是一个信号，表明你的生活已处于失调状态。它可能与工作本身无关，而由身体状况、精神状态和情绪因素决定。因此，一个人所处的状态经常是他是否感到幸福的关键。

健康者看上去热情而有健康的感觉，健康状况不佳者则相反。健康者因具有旺盛的精力而充满活力，对工作充满兴趣，不但能够去除生活中的烦恼，而且在行动和性格上也趋于外向。与很少参加运动者相比，患病次数明显减少。此外，工作认真还意味着工伤事故减少。应当看到，运动可以提高生产能力。参加了有氧运动的工人，不但在全天工作中很少休息，而且工作效率高，并富有成效。

美国宇航局的雇员参加了 1 周 3 次的运动后，工作态度和操作技能提高了 50%以上。几乎 90%的雇员感到精力增强，60%有减肥效果。俄罗斯的工人参加运动锻炼后，生产能力也有显著提高，患病率和工伤事故明显下降。

传染性疾病所引起请假就医也可以受到运动的影响。虽然运动与感冒并无直接关系，但确实可以增加人体对感冒和咽痛的抵抗力。时间证明，运动增加体温，使跑步者患病次数减少。运动后增高的体温，可使细菌的侵入和繁殖更为困难。不难理解，有氧运动能够防止某些疾病或减轻疾病的严重程度。

健康运动还可以减少由于婚姻问题所引起的请假和旷工。有资料表明，健康的夫妻在性生活上也趋于和谐。因为运动有助于减缓紧张和焦虑，因此能够减缓导致婚姻破裂的压力和挫折。

另外，健康常伴随着外表和自我印象的改善，因此有利于在工作中的职位晋升。当两个条件相同的候选人竞争同一个职位时，公司无疑选择身体条件更好的人。选择一个能够长期共事的人，身体条件自然是其选择的基础。很明显，许多有才能的人之所以被淘汰，其原因就在于他们没有很好地注意自己的身体健康。

为了改善雇员的外表，美国一些公司已开始对那些减肥的雇员给予奖励，体重每下降1磅，公司给5美元的奖励，而体重每增加1磅，公司从其每周工资中扣除10美元。这无疑是一个极为有效的奖惩手段，而且收效显著。

下面这些令人惊奇的统计资料，也许能说明一些问题：

（1）美国每年用于公费医疗的开支几乎达到100亿美元。

（2）在美国，现在一年用于健康保护的总开支超过2250亿美元，约占全国产值的9%，而且还在逐年上升。

（3）每年有10万人死于心血管疾病。

（4）企业每年要花费7亿美元以补偿旷工造成的损失。

用于健康保护的巨大开支，无论对企业还是消费者都是沉重负担。例如在大众汽车公司，除了工资以外，最大的开销就是医疗保健费！在3年中，该公司用于职工的健康保险费和医疗费，甚至比购买制造汽车的钢材花费还要多。由于身体状况恶化对工作的影响还在增大，所以现在美国对行政官员已经开始采取措施，以便改变这种局面。

日本很早就认识到运动和健康平衡对工作的重要性，因此公司鼓励雇员定期参加“运动”，而不是像美国那样参加“咖啡聚会”。日本工人早上上班的第一件事就是做健身运动，然后在清醒和机敏的状态下开始工作。下午中间也有一个固定的运动时间。而在美国，此时工人常常感到非常困倦，他们关心的不是手中的工作，而是5点钟下班。

现在一些美国的公司，已开始认识到日本和其他发达国家的经验，可能有助于解决生产能力和旷工的问题。近来采用有氧运动的企业数量，在美国已开始增加，而广为采用的项目称之为“健康”运动。

举世闻名的计算机IBM公司，几年前在职工中开展了一项计划。该计划并未包括购买昂贵的设施，也取得了显著成效。该公司采用的方法是同当地分公司签订了一个协约性的计划，以便为职工及其家属提供教育和训练的场所。

假如有10个以上的职工和家属要进行一项五天的戒烟计划，IBM公司就会为此做出安排，并支付全部费用。同样，如果职工们对某个有氧运动舞蹈运动抱有兴趣，公司就会同某位教练签订合同，并安排场地和负担全部费用。而另一项协约将使司机安全教育或减肥计划获得成功。由此看来，让IBM公司的全体职工乐于参加集体活动，也是促使职工达到健康的途径。

现在，许多公司开始认识到，健康的身体可以给公司带来诸多益处。

十、日行万步路　健康自然来

快步行走是最安全的有氧运动项目之一，更是老年人的明智选择。清代名医曹庭栋在《老老恒言》中说：“坐久则络脉滞，步则舒筋而体健，从容展步，则精神足，力倍加爽健。”持之以恒的步行锻炼确实能达到这一效果。从心理角度看，户外疾行，可助你消除各种烦恼。美国心理学家莎拉·史诺拉斯的试验报告指出，人们只要昂首阔步一会儿，便可使精神获得振奋。心烦时当即运动一下，可以转移大脑兴奋灶，使颅脑的兴奋中心从左脑转移到大脑皮层运动区和掌握空间方位的右脑半球及管辖躯体平衡功能的小脑中去了，从而使主管逻辑思维、计算得失的左脑半球得以抑制，于是，烦恼沮丧等感觉也随之淡忘、冰释。

1. **走路比跑步更科学**

快走最简便，最经济，可以说是对健康的零存整取。当然，慢跑也是很好的运动项目，只是需要提醒大家，它与快走相比可能会造成关节、韧带的损伤。美国医学博士史塔曼在其著作《走路！不要跑步》中指出步行是比跑步更安全的运动减肥方法。运动也是双刃剑，一些剧烈、刺激性强的运动，可造成血压升高、心率加快、心肌缺血缺氧，导致脑出血、心绞痛、心肌梗死，甚至猝死。美国对一组中老年妇女研究中发现，6 个月的跑步锻炼，竟导致了 40%的人脊椎、膝盖和踝关节受损，真是得不偿失。根据统计，一般人平均一天走 6500 步，每跨一步，脚底所受的冲击大约是体重的 1~2 倍，跑步则提高到 3 倍左右。

快走不但是锻炼耐力的有氧运动，而且比跑步更安全，健身效果更好，而跑步作为有氧运动之王的地位正在动摇。因此，世界卫生组织认为，步行是最安全、最佳的运动和减肥方式。

2. **快步行走如何进行**

快步行走也称“耐力步行”、“速度行走”或“竞争性行走”，可使你获得理想的耐力，而不刺激产生过多的有害的自由基，也没有损伤骨骼和肌肉的危险。快步行走当然要区别于一般的散步，它需要一定的速度。有一项研究证实了这一点，该研究对 102 名绝经前妇女监测 6 个月，她们被分为 1 个对照组（不改变日常生活习惯）和 3 个步行组。鼓励步行者每周走 3 次，每次均走 4800 米，但每组的走路速度不同。第一组速度为 20 分钟走 1600 米，共走

60 分钟；第二组为 1600 米用 15 分钟，共走 45 分钟；第三组为每 1600 米用 12 分钟，共走 36 分钟。这样运动 6 个月之后，步行者的健康有所提高：速度 1600 米/20 分钟的那组耐力提高 4%；速度 1600 米/15 分钟的，耐力提高 9%；速度 1600 米/12 分钟的，耐力提高了 16%。所以速度最快的一组人（12 分钟走 1600 米）收到了最佳的健康效果，相当于用 9 分钟跑 1600 米的同样效果。3 组人中没有发现任何肌肉、骨骼或韧带损伤。但是如果她们进行慢跑，这一年龄组的妇女至少会有 1/3 的人出现不同程度的骨骼、关节或韧带损伤。

从以上研究我们看到，进行快步行走这种有氧运动最好要注意 3 点：①每周保证 3～5 次；②每次必须在 20～30 分钟；③每次必须以快速的步伐走完相当的距离（5～8 千米）。这样才能达到锻炼健身的目的。

为什么要保证必须每次步行 20 分钟呢？因为快步行走虽然是有氧运动，一开始却是以糖分为主要消耗能源，大约 20 分钟后，才会正式燃烧脂肪，而以成年人平均每天摄取约 2100 千卡的热量计算，人体基本新陈代谢与在工作中消耗的热量共约 1800 千卡，剩下的 300 千卡就会堆积在体内，消耗 1 千卡约需走 30 步，那消耗完 300 千卡，则每天至少走一万步以上。一天一万步的运动量，相当于打网球连续 45 分钟，骑脚踏车 95 分钟，游泳跑步 30 分钟，做家务 120 分钟。

3. 必须保持正确的步行姿势

要想达到最佳的运动效果，走路要跨大步、速度敏捷，抬头挺胸；肩部保持放松状态；缩紧腹部，不要翘屁股；双臂紧靠身体，手肘轻松地弯曲 90 度，靠近身体来回摆动；每跨出一步，必须是按先脚跟、再脚掌、然后脚尖的顺序着地。使用北欧流行的越野大步走手杖可使上肢也动起来效果会更好。

4. **带瓶水上路**

大约在10年前，人们还认为运动时不应饮水，即使长时间大运动量的运动也不提倡饮水。持这种观点的人认为，饮水会加重疲劳，使胃肠不适。

现在我们主张想喝就喝。因为想喝水就表明人体需要水，当身体水分不足时，坚持运动易感疲劳。此外水分不足，血液浓度升高，有时甚至会导致脑血管意外等严重后果。但是，喝水应有节制。一般来说在走路的时候渴了就喝点水。刚走完时可补充由于出汗失去的一部分水分，其余的应在一两个小时后再补充。不要一下子喝大量的水，否则容易感到疲劳，而且增加胃肠的负担。须牢记，人体如果失去相当于体重10%的水就会有生命危险。实际上如果失去5%的水，危险就已经很大了。

最后建议大家要争取一切运动的机会。尽管人人皆知生命在于运动，但又都感到坚持运动很难。不能坚持运动的主要理由或借口是忙。要想坚持有氧运动，应注意把运动自然融合在日常的生活日程之中，将之视为如吃饭、工作、睡眠同样不可或缺的部分。应注意争取一切运动的机会。很实际的一项措施是，不坐电梯爬楼梯。路途不远时，多走路少坐车。会间、课间、户外候机，要散步或做课间操。如喜爱游泳，外出开会出差，记住带上游泳衣裤。

（高春华，蒋昊）